实用临床普通外科疾病诊断与治疗

张节伟 主 编

 吉林科学技术出版社

图书在版编目（CIP）数据

实用临床普通外科疾病诊断与治疗 / 张节伟主编
. -- 长春：吉林科学技术出版社，2019.6
ISBN 978-7-5578-5665-6

Ⅰ．①实… Ⅱ．①张… Ⅲ．①外科－疾病－诊疗
Ⅳ．①R6

中国版本图书馆CIP数据核字(2019)第119056号

实用临床普通外科疾病诊断与治疗

主　　编	张节伟	
出 版 人	李　梁	
责任编辑	史明忠	
装帧设计	陈　雷	
开　　本	787mm×1092mm　1/16	
字　　数	221千字	
印　　张	11.5	
版　　次	2020年4月第1版	
印　　次	2020年4月第1次印刷	

出　　版	吉林科学技术出版社
发　　行	吉林科学技术出版社
地　　址	长春市龙腾国际出版大厦
邮　　编	130021
发行部电话/传真	0431-85635177　85651759　85651628
	85677817　85600611　85670016
储运部电话	0431-84612872
编辑部电话	0431-85635186
网　　址	www.jlstp.net
印　　刷	三河市元兴印务有限公司

书　　号	ISBN 978-7-5578-5665-6
定　　价	60.00元

如有印装质量问题　可寄出版社调换
版权所有　翻印必究

前　言

　　普通外科学是医学的一个重要组成部分,它的范畴是在整个医学的历史发展中形成,并且不断更新变化的。随着医学模式的转变,传统医学观念的更新,普通外科学的许多诊疗方法和原则、手术技巧等发生了巨大的变化。为了在广大临床医师中普及和更新外科疾病诊断和治疗知识,满足外科相关专业人员的临床需要,促进广大临床医师在临床工作中更好地认识、了解相关疾病,从而正确诊断与治疗疾病,并最终提高临床疾病的诊断率与治愈率,编者在参阅国内外相关研究进展的基础上,结合临床经验编写此书。

　　本书的主要内容包括普通外科相关疾病的概述、病因、检查、临床表现、诊断与鉴别诊断、治疗等。全书立足临床实践,内容全面翔实、重点突出、深入浅出、方便阅读,是一套实用性很强的医学著作,适合外科专业人员及基层医务工作者使用。

　　编者在繁忙的工作之余,将自身多年的诊疗心得及实践经验进行,编纂、修改、审订,尽求完美,但由于编写时间有限,加之篇幅所限,疏漏之处恐怕在所难免,若存在欠妥之处,恳请广大读者不吝指正,以待进一步修改完善,不胜感激。

目　录

第一章　急腹症

急腹症主要是指表现在腹部的突发性、非创伤性的疾病,常常需要急诊手术治疗。腹腔内往往存在着不断发展的病变,如果延误诊断和治疗将产生严重的后果。所以,对急腹症患者的处理应当有条理并且一定要全面。临床上即使患者有轻微或者很不明显的症状时,也不能排除急腹症的可能。详细地追问病史及认真地查体,可以带来意想不到的效果,并可以选择诊断方法,以决定是否需要住院观察,是否需要手术治疗。

一、病史

急腹症的病史非常重要,详细地追问病史可以从许多有可能的诊断中系统地排除不可能的疾病,缩小疾病的范围,再通过相应的检查得出最后的诊断。

有关的其他病史如下。

1.妇科病史　月经史对诊断异位妊娠、子宫内膜异位症很重要。阴道分泌物增多或异常阴道出血可以提示盆腔炎性疾病。

2.药物史　长期服用抗凝剂与腹膜后、十二指肠和空肠壁内出血有关。妇女长期服用避孕药则可引发肝腺瘤和肠系膜血栓。而长期服用肾上腺皮质激素的患者可以掩盖严重的腹膜炎的临床体征。此外,幽门穿孔可能与大量吸烟有关。

3.手术史　既往任何腹腔内的手术史都有腹腔内解剖结构的重建,对于急腹症的发生有重要的参考意义。

二、临床表现

1.腹痛　在急腹症中可能唯一的症状就是腹痛,这种腹痛常常发作较急,并伴随整个急腹症过程。所以,为了明确急腹症的病因,就必须确定腹痛的部位、起始方式、发展规律及性质。

(1)腹痛的定位:由于具有复杂的脏层和壁层双重感觉神经网,因此对疼痛的定位没有四肢准确,但是一些基本的疼痛规律仍可以带给我们诊断的线索。

①腹痛最先发生的部位:一般急腹症,腹痛最先发生的部位就是病变发生的部

位。例如消化性溃疡穿孔时，尽管具有刺激性的消化液可以沿结肠旁沟流至右下腹，引起类似阑尾穿孔的表现，但是开始发作时疼痛必然从上腹部开始，即使疼痛非常轻微，再向下腹部蔓延。所以，了解腹痛最先发生的部位有利于诊断。

②腹痛最明显的部位：急腹症腹痛最明显的部位，往往是病变最严重的部位。随着疾病的进展，腹腔内的病变逐渐波及壁腹膜，出现明显的定位症状。此时腹痛最严重的部位可能就是病变所在，也是最容易做出诊断，决定治疗的关键所在。如果疾病继续发展，病变波及整个壁腹膜，出现全腹疼痛，就很难找出最明显的腹痛部位。

③伴随腹痛出现其他部位的疼痛：一些特殊疾病有自己的牵涉痛，如急性胆囊炎示可有向右肩背部放射的疼痛；输尿管结石发作时放射至会阴部的疼痛，都可以作为找出原发病的关键，成为诊断的依据。

（2）疼痛的起始方式和进程：腹痛的起始方式反映了病变刺激的性质和严重程度。疼痛可能是突发的（数秒钟），进展迅速的（1～2h），或逐渐加重（数小时）。没有先兆的全腹疼痛意味着腹腔内严重的病变，如内脏穿孔、动脉瘤破裂、异位妊娠或者脓肿破裂等。这种急腹症发生时可能出现的全身症状（心悸、呼吸急促、休克等）很快就会掩盖腹部症状，造成误诊。

此外，一些急腹症刚开始表现为弥漫性的、轻微的腹痛，可在 1～2h 后逐渐加重，并固定于一个区域，常见的有急性胆囊炎、急性胰腺炎、绞窄性肠梗阻、肾或输尿管绞痛等。

（3）腹痛的性质：腹痛的性质与患者的忍受程度有关，在患者忍受程度强时，可以将剧烈的疼痛描述为轻微的疼痛，而又有部分患者因为各种原因可以将轻微的疼痛描述为不可忍受的疼痛。所以，在临床实践过程中必须去伪存真，通过疼痛的性质、严重程度、持续时间等，综合判断，明确潜在的病因，做出诊断。

急性腹痛在临床上表现有性质截然不同的两种疼痛，即阵发性绞痛和持续性剧痛。阵发性绞痛（也称内脏痛）多为疾病的初期，引起疼痛的刺激多为平滑肌的痉挛。因为具有平滑肌的腹腔脏器是由自主神经支配的，而且由胃到结肠脾曲之间的全部肠管、肝、胆、胰、脾、肾所发生的交感神经的向心性传导路均经腹腔神经丛、腹腔神经节传到中枢。自乙状结肠到肛门、子宫、卵巢及膀胱等所发生的交感神经向心性传导路，均经由肠系膜下神经丛、肠系膜下交感神经节传到中枢。故此期不仅对疼痛感觉迟钝，而且定位也不确切。所以，在此期诊断病变的部位是困难的，而急于定出病变部位也往往容易出错。

阵发性绞痛的常见原因有胆石症、胆道蛔虫、肠蛔虫、阑尾粪石或输尿管结等异物刺激、幽门梗阻、肠梗阻等中空脏器狭窄,平滑肌痉挛等引起。但实质性脏器(肝、胆、胰、肾)不发生阵发性绞痛。当因平滑肌炎症或外伤后致纤维性变或瘢痕化时,平滑肌失去痉挛性收缩功能,也不能发生绞痛,如无痛性胆石症、输尿管结石等即如此,应予以重视。

另外,由于胆道自主神经系统紊乱,使胆道运动功能失调,以致胆囊、胆管、奥迪括约肌(Oddi 括约肌)的生理性收缩和扩张失去平衡,也可以发生阵发性绞痛。

阵发性绞痛的特点为疼痛常使病人坐卧不安,但腹部喜按,体温正常,白细胞计数不高。

持续性疼痛最多见者为感染的细菌毒素刺激痛觉神经末梢所致。此时,因为炎症穿透脏器,刺激到由感觉敏锐的脊神经支配的肠系膜(包括阑尾炎系膜)壁腹膜以及腹壁软组织时,定位感已明确,疼痛性质常突然剧烈后,变成持续性。如胃、十二指肠溃疡穿孔引起腹膜炎、宫外孕破裂出血对腹膜的刺激、阑尾炎症波及系膜或后腹壁腹膜、肠扭转致梗阻、卵巢囊肿蒂扭转致血运障碍产生血性渗出液刺激了腹膜等。此时病人往往腹痛拒按,此阶段虽易诊断,但诊断已嫌过晚。

还有的顽固的、剧烈的腹内持续性疼痛,常常涉及腰背部(体温和白细胞正常),其原因主要是腹后壁恶性肿瘤或腹腔内恶性肿瘤浸润到腹后壁所致。如胰腺癌,后腹壁的淋巴肉瘤、晚期大肠癌以及癌转移等。这类疾病的特点是:初期除腹部压痛外,多无阳性所见,晚期可扪到包块或出现黄疸。

此外,持续性腹痛还有两种类型:转移性痛和牵涉性痛。表现为临床经常见到疼痛最明显的部位,不一定就是病变部位。这是局部炎症刺激引起疼痛阈值的下降,使经由内脏神经纤维传导的疼痛信号通过腹腔神经节(第一神经元)传导到中枢时,中枢即可错误地感到同归第一神经元的脊髓神经分布区的皮肤、肌膜及脏器等相应部位感到锐痛所致。这个锐痛部位显然不是病变的直接刺激。如阑尾炎的初期,其发生的疼痛刺激经由腹腔神经节相应的胃及脐疼痛就是这个原因。再有食管下部的病变常表现在左锁骨上窝或腋窝痛;消化道溃疡常表现为左右侧腹痛;胆囊疾病放散到右肩胛下部痛;胆管和胰腺炎症常表现为后背部疼痛;胃、十二指肠疾病常感到回盲部疼痛;输尿管结石常感到阴部和大腿痛等。这些相当特异的转移痛,如掌握得好,对诊断很有帮助。但有些特异的转移痛,也可能成为误诊的原因:比如左肾病有时右肾区痛;急性肺炎、急性胸膜炎又伴有白细胞增多,极易和急性阑尾炎相混(由于第 12 胸神经和第 6～12 肋间神经延伸到腹壁分布);个别冠状血管供血不全心绞痛的病人,有时感到心窝部剧痛而误为上腹部疾病。

2.呕吐　呕吐是由于当脊髓呕吐中枢被次级内脏传入纤维强烈刺激后,就会刺激传出纤维,导致呕吐反射。故而急腹症的呕吐常发生于疼痛之后。呕吐是上消化道疾病的一个重要症状,如急性胰腺炎、急性胃炎等。严重的难以控制的呕吐在轻度发作的胰腺炎时可以使疼痛暂时减轻。此外,呕吐的性状也可以提示梗阻的部位。如呕吐物不含胆汁提示幽门梗阻,反复呕吐并含有胆汁提示小肠梗阻,而含有粪便样物则提示大肠梗阻等。

3.便秘　反应的肠梗阻常有内脏传入纤维刺激交感自主神经系统的传出纤维引起,以减少肠蠕动。故而便秘支持麻痹性肠梗阻的诊断。

4.腹泻　大量水样泻示胃肠炎和其他急腹症的一个症状。腹泻物含有血性液提示溃疡性结肠炎、克罗恩病(Crohn 病)、细菌性痢疾、阿米巴肠炎及缺血性结肠炎。

三、体格检查

1.一般检查　患者一般常伴有休克症状,故应注意监测患者体温、脉搏、心率、血压、神志表情、营养状态、心肺功能、皮肤黏膜、周身淋巴结及其他炎症灶。注意病态体位:如患急性腹膜炎时,患者为减轻腹肌张力缓解疼痛,常呈屈髋卧位;胆道蛔虫症患者多蹲屈位;绞痛患者常辗转难宁。

2.腹部检查

(1)视诊:在触诊之前,应仔细观察腹部,胃型多见于幽门梗阻;溃疡穿孔常表现为板状腹;消瘦病人腹部有蠕动波提示可能有严重的肠梗阻。早期麻痹性肠梗阻或肠系膜血栓病人腹部则柔软、饱满。

(2)触诊:触诊应在仰卧位下进行。可发现切口疝及脐疝。双手轻柔地按压腹部肌肉可了解肌肉的紧张度。查体时如果腹部发生自发性痉挛性疼痛,则应告诉病人深吸气,此时会感到腹肌松弛。然而,对于非自发性痉挛性疼痛(如腹膜炎症),深吸气不能缓解,腹肌将持续紧张和强直(板状腹)。局限性腹膜炎的压痛对于急腹症患者非常重要。触诊应先从离疼痛部位较远的地方开始,逐渐移近。急性胆囊炎、阑尾炎及急性输卵管炎时压痛很容易区别。如有广泛的压痛不伴有肌紧张,应怀疑为胃肠炎或其他肠道感染性疾病而不是腹膜炎。从疼痛程度来比较,突然发生的轻微且广泛的压痛一般由单纯的空腔脏器梗阻引起。当患者抬头时,腹部肌肉就会紧张。此时,由腹壁病变引起的较深的壁腹膜疼痛则有所减轻。腹部肿块:深部触诊常常可以发现腹部肿块。较浅表的病变如肿胀的胆囊或阑尾脓肿常有触痛并触及清楚的界限。深部肿块可被粘连在后腹壁或侧腹壁且常被覆盖在上面的网膜或小肠部分地隔开,边界不易触及清楚,触诊时只引起钝痛,如胰腺炎。

（3）叩诊：叩击痛与反跳痛均反映腹膜刺激和壁腹膜疼痛。在内脏穿孔的情况下，游离气体聚积在膈下可使肝浊音界缩小或消失。季肋区叩击痛提示炎症影响到膈肌、肝、脾或周围脏器。这种疼痛不仅表明肝、脾或膈下脓肿，同样在急性胆囊炎、急性肝炎或脾梗死的情况下也十分常见。腹部膨隆且中线旁叩诊呈鼓音，表明气体积聚在膨胀的肠袢内。移动性浊音则用来检查游离腹水。

（4）听诊：腹部听诊应在触诊之前进行。在中段小肠梗阻和急性胰腺炎早期时可以听到肠鸣音亢进，同时伴有腹部绞痛。除偶尔发生金属调肠鸣音，肠鸣音消失提示低位肠梗阻或弥漫性腹膜炎；除上述这些典型的表现外，麻痹性肠梗阻及其他某些疾病时听诊经常变化，并无特殊诊断价值。

3.直肠检查 对急腹症病人有必要行直肠指诊。直肠右侧壁触痛伴有下腹部反跳痛多由盆腔阑尾炎或脓肿引起的腹膜刺激。此外，直肠指诊对于诊断直肠癌有意义。

4.盆腔检查 盆腔检查需要重视。女性患者误诊率高于男性。完善严格的盆腔检查对于鉴别盆腔炎及急性阑尾炎、卵巢囊肿蒂扭转或输卵管卵巢脓肿有非常重要的意义。

四、辅助检查

1.实验室检查 随时监测患者血液常规、尿常规、大便常规、生化电解质、血尿淀粉酶等。白细胞计数和分类可提示有无炎症及炎症的严重程度。血红蛋白可提示有无失血或血液浓缩。尿中大量红细胞提示泌尿系结石可能，而肠炎时大便常规可发现白细胞和红细胞。急性肠梗阻、幽门梗阻时常伴有缺水和电解质紊乱，而急性胰腺炎时血尿淀粉酶可显著升高。

2.诊断性腹腔穿刺 当发现有移动性浊音而诊断不明确时，可以考虑进行诊断性腹腔穿刺。穿刺点可选择腋前线与经脐水平线交点或者髂前上棘与脐连线中、外 1/3 交点，一般多选择后者，穿刺时应避开叩诊明显鼓音和腹部手术瘢痕部位，选用一般的 5ml 注射器，嘱患者侧卧位片刻后于接近床面的一侧穿刺，先消毒皮肤，由于创伤小，一般不必麻醉，边进针，边抽吸，负压不必过大，以免吸附组织，堵塞针头，但判断针头已穿过腹膜时，一般再进 1cm 左右即可，抽到液体后，需观察其颜色、浑浊度、有无食物残渣、有无恶臭等。对于怀疑黄体囊肿破裂、宫外孕的患者应行后穹窿穿刺。

3.影像学检查

（1）胸部 X 线平片：行胸部立位 X 线平片检查能诊断引起急腹症的某些膈上

疾病(如肺底炎症或食管破裂)。

(2)腹部 X 线平片:对有腹部压痛、腹胀或怀疑肠梗阻、缺血、内脏穿孔、肾及输尿管结石或急性胆囊炎的病人,应行腹部平片检查,但 X 线对临床怀疑为阑尾炎或泌尿系感染的病人价值不大。

广泛性肠内积气同时直肠壶腹外存在气体轮廓,尤其在肠鸣音消失时,提示麻痹性肠梗阻。在远端小肠梗阻可见气液平面,大肠梗阻时可见盲肠膨胀和小肠扩张。中毒性巨结肠和肠扭转除临床表现外,特异性的放射学检查显示结肠胀气。伴有长时间的急性阑尾炎或不典型阑尾位置的无力性肠梗阻征象,提示局限性右下腹梗阻。

膈下游离气体常为大约 80% 的溃疡穿孔病人提供临床诊断。结肠穿孔时常可见到气腹。胆管树内气体可证明胆肠相通,如胆总管十二指肠瘘。门静脉系统充满气体是门静脉炎的特征。肠袢之间的气体可能从小的局限性穿孔处产生。腰大肌阴影消失或肾阴影扩大提示腹膜后疾病。

(3)血管造影术:选择性内脏血管造影术是诊断肠系膜血栓的可靠方法。紧急血管造影检查可发现肝腺瘤、肝癌、脾动脉瘤及其他内脏动脉瘤破裂。对于严重下消化道出血的病人血管造影检查可以确定出血部位,并提供可能的诊断(如血管扩张、结节性多动脉炎)。如果可做栓塞,还可进行治疗。血管造影检查对于主动脉瘤破裂或出现明显腹部症状(腹膜炎)的病人价值不大。它不适用于那些有严重休克、脓毒症等不平稳病人或其他检查已确定需做剖腹探查或腹腔镜检查的病人。

(4)超声波检查及 CT 或 MRI 扫描:对于检查不是溃疡或肠梗阻的上腹部疼痛及观察腹部肿块,超声检查非常有用。超声检查对急性阑尾炎的诊断敏感性大约为 80%。超声检查对于排除泌尿系结石、妇科疾病也非常有用。如果肠道气体过多干扰了超声检查,就有必要行 CT 及 MRI 扫描检查。对于胰腺和胰腺后方疾病及任何严重局部感染(如急性憩室炎)的病人,CT 及 MRI 检查也非常有用。CT 及 MRI 扫描检查适用于实质性脏器的病变、腹腔占位性病变、动脉瘤、门静脉炎等,其不受到器官表面的胃肠气、骨骼等因素的影响,并能在短时间内对整个腹腔脏器进行扫描。因此,对于疑难急腹症的诊断价值往往超过超声。

五、鉴别诊断

1.排除内科疾病 任何外科急腹症在进行下一步治疗时必须排除内科原因引起的腹痛,若错误地进行手术治疗,其后果是极其严重的。

2.排除妇产科疾病 女性患者急性腹痛时,需要排除妇科疾病的可能。在病史询问过程中需注意疼痛与月经周期的关系、有无停经、月经量如何、白带情况等。

必要时,请妇科医生协助检查病人以排除妇科情况。常见的需与急性腹痛鉴别的妇科疾病有急性盆腔炎、异位妊娠破裂、卵巢黄体破裂、卵巢肿瘤破裂或扭转。

3.其他性质的腹痛　部分腹痛通常症状轻微、短暂且很少伴有其他严重体征,不需特殊治疗。如寄生虫病、腹壁疼痛、肠激惹综合征、妇科疾病或精神性疼痛等疾病。

六、治疗

1.一般治疗

(1)一般处理:首先应对患者对症处理。纠正水电解质紊乱和酸碱失衡,有腹胀给予禁食、胃肠减。当考虑有感染存在,要静脉应用抗生素。对于诊断不明确的患者,禁用吗啡、哌替啶(杜冷丁)等麻醉性止痛药,以防止掩盖症状、延误诊断和治疗。而内脏痉挛性疼痛时,可给予阿托品等解痉药物。

(2)休克处理:患者在病程进展过程中往往伴有休克,故在患者就诊时就必须注意是否存在休克表现,即使在休克早期也应在抗休克的同时进行检查,明确诊断。最好在休克好转后再行下一步治疗。

2.手术与非手术治疗　急腹症一旦诊断明确,大部分需要手术治疗,但必须掌握手术及非手术的适应证。

(1)手术适应证:①腹部实质器官破裂导致进行性腹腔内出血,经过输血、补液、止血等措施,休克难于纠正,腹腔出血呈活动性。肝、脾、异位妊娠破裂患者出血量多,确诊后需及早手术治疗。②确诊为腹腔空腔脏器穿孔,且穿孔较大、腹腔炎症较明显,穿孔难于自行闭合者。③单纯性机械性肠梗阻患者,严格的非手术治疗72h无效或出现肠管血运障碍、腹膜刺激征等。④患者病因不明,但体格检查有明显的腹膜刺激征,经保守治疗,腹部体征不见减轻反而加重或炎症扩散明显者。⑤胆道感染患者出现血压下降和明显的精神症状者。

对急性腹痛患者进行手术时,要先抢救生命,在条件许可时,可进行病灶清除术。对于生命体征不稳定的患者,手术力求简单有效,以挽救生命为首要,病灶可考虑二期切除。

(2)非手术适应证:①腹痛超过3d,患者病情稳定或已好转,无明显的腹膜刺激征表现者。可实施非手术治疗。②病人一般情况较差,不能耐受手术探查时,应先加强全身支持疗法,待一般情况改善后,再进行手术治疗。③治疗期间应密切地观察患者症状、腹部体征、血液白细胞计数、血生化电解质检查等,因患者病情可随时发生变化,在观察的同时,应予以患者补液、抗炎等治疗,腹胀明显时,予以继续胃肠减压。若患者病情未见好转或恶化时,诊断不明确,有手术条件的,可进行剖腹探查。

第二章　消化道出血

第一节　上消化道出血

上消化道出血常表现为急性大量出血,是临床常见急症,虽然近年诊断及治疗水平已有很大提高,但误诊率和病死率仍较高,临床应予高度重视。

一、病因

上消化道疾病及全身性疾病均可引起上消化道出血。临床上最常见的病因是消化性溃疡、食管胃底静脉曲张破裂、急性糜烂出血性胃炎和胃癌。食管贲门黏膜撕裂综合征引起的出血亦不少见。血管异常诊断有时比较困难,值得注意。常见的上消化道出血的病因如下。

1.上消化道疾病

(1)食管疾病:食管炎(反流性食管炎、食管憩室炎)、食管癌、食管损伤(物理损伤:食管贲门黏膜撕裂综合征又称 Mallory-Weiss 综合征、器械检查、异物或放射性损伤;化学损伤:强酸、强碱或其他化学剂引起的损伤)。

(2)胃十二指肠疾病:消化性溃疡(包括应激性溃疡和急性糜烂性胃炎等)、胃泌素瘤(Zollinger-Ellison 综合征)、急性糜烂出血性胃炎、胃癌、胃血管异常(血管瘤、动静脉畸形等)、其他肿瘤(平滑肌瘤、平滑肌肉瘤、息肉、淋巴瘤、神经纤维瘤、壶腹周围癌),以及胃黏膜脱垂、急性胃扩张、胃扭转、膈裂孔疝、十二指肠憩室炎、急性糜烂性十二指肠炎、胃手术后病变(吻合口溃疡、吻合口或残胃黏膜糜烂、残胃癌)和其他病变(如重度钩虫病、胃血吸虫病、胃或十二指肠克罗恩病、胃或十二指肠结核、嗜酸性粒细胞性胃肠炎、胃或十二指肠异位胰腺组织等)。

2.门静脉高压引起的食管胃底静脉曲张破裂或门脉高压性胃病

3.上消化道邻近器官或组织的疾病

(1)胆道出血:胆管或胆囊结石,胆道蛔虫病,胆囊或胆管癌,术后胆总管引流管造成的胆道受压坏死,肝癌、肝脓肿或肝血管瘤破入胆道。

（2）胰腺疾病累及十二指肠：胰腺癌，急性胰腺炎并发脓肿溃破。

（3）主动脉瘤破入食管、胃或十二指肠。

（4）纵隔肿瘤或脓肿破入食管。

4.其他 另外一些全身疾病亦可引起上消化道出血，常见的有：血管性疾病（如过敏性紫癜、动脉粥样硬化等）、血液病（如血小板减少性紫癜、弥散性血管内凝血及其他凝血机制障碍等）、急性感染（如流行性出血热等）。

二、临床表现

上消化道出血的临床表现主要取决于出血量及出血速度。常见的临床表现有以下几种。

1.呕血与黑粪 呕血与黑粪是上消化道出血的特征性表现。上消化道大量出血之后，均有黑粪。出血部位在幽门以上者常伴有呕血。若出血量较少、速度慢亦可无呕血；反之，幽门以下出血如出血量大、速度快，可因血反流入胃腔引起恶心、呕吐而表现为呕血。呕血多呈棕褐色咖啡渣样，如出血量大，未经胃酸充分混合即呕出，则为鲜红或有血块。黑粪呈柏油样，黏稠而发亮，当出血量大，血液在肠内推进快，粪便可呈暗红甚至鲜红色。

2.休克 由于急性大量失血，循环血容量迅速减少可导致有效循环迅速减少，出现失血性贫血。一般表现为头昏、心慌、乏力，突然起立发生晕厥、肢体冷感、心率加快、血压偏低等。严重者呈休克状态。

3.发热 上消化道大量出血后，多数患者在24h内出现低热，持续3~5d后降至正常。

三、体格检查

一般来讲，成人每日消化道出血为5~10ml，粪便隐血试验出现阳性，每日出血量50~100ml可出现黑粪。胃内储积血量在250~300ml可引起呕血。一次出血量不超过400ml时，因轻度血容量减少可由组织液及脾脏储血所补充，一般不引起全身症状。出血量超过400~500ml，可出现全身症状，如头昏、心慌、乏力等。短时间内出血量超过1000ml，可出现周围循环衰竭表现。所以，临床表现与出血量的多少密切相关。对急性消化道大出血患者，应将对周围循环状态的有关检查放在首位，并据此做出相应的紧急处理。血压和心率是关键指标，需进行动态观察，综合其他相关指标加以判断。当患者由平卧位改为坐位时出现血压下降（下降幅度大于15mmHg）、心率加快（上升幅度＞10次/分），已提示血容量明显不足，是紧急输血的指征。如收缩压低于90mmHg、心率＞120bpm,伴有面色苍白、四肢湿冷、烦躁不安或神志不清则已进入休克状态,属严重大量出血,需积极抢救。

四、辅助检查

1.X线钡餐检查　X线钡餐检查目前已多为胃镜检查所代替,故主要适用于有胃镜检查禁忌证或不愿进行胃镜检查者,但对经胃镜检查出血原因未明,疑病变在十二指肠降段以下小肠段,则有特殊诊断价值。检查一般在出血停止数天后进行。

2.胃镜检查　胃镜检查是目前诊断上消化道出血病因的首选检查方法。胃镜检查在直视下顺序观察食管、胃、十二指肠球部直至降段,从而判断出血病变的部位、病因及出血情况。多主张在出血后24～48h内进行检查。一般认为,这可大大提高出血病因诊断的准确性,因为有些病变如急性糜烂出血性胃炎可在短短几天内愈合而不留痕迹;有些病变如血管异常在活动性出血或近期出血期间才易于发现;对同时存在两个或多个病变者可确定其出血所在。急诊胃镜检查还可根据病变的特征判断是否继续出血或估计再出血的危险性,并同时进行内镜止血治疗。在急诊胃镜检查前需先纠正休克、补充血容量、改善贫血。如有大量活动性出血,可先插胃管抽吸胃内积血,并用生理盐水灌洗,以免积血影响观察。

3.其他检查　选择性腹腔动脉造影、放射性核素扫描、胶囊内镜及小肠镜检查等可以判断一些特殊的消化道出血疾病。

五、鉴别诊断

根据呕血、黑粪和失血性周围循环衰竭的临床表现,呕吐物或黑粪隐血试验呈强阳性,血红蛋白浓度、红细胞计数及血细胞比容下降的实验室证据,做出上消化道出血的诊断不太困难,但必须注意以下几点,防止出现误诊。

1.排除来自呼吸道的出血　所有可以引起咳嗽、咯血的疾病都有可能出现吐血,必须引起注意。

2.排除口、鼻、咽喉部出血　注意病史询问和局部检查,即可排除。

3.排除进食引起的黑粪　在进食动物血、炭粉、铁剂或铋剂等药物后亦可出现黑粪。在询问病史时应多加注意。

4.下消化道出血　呕血提示上消化道出血,黑粪大多来自上消化道出血,而血便大多来自下消化道出血。但是,上消化道短时间内大量出血亦可表现为暗红色甚至鲜红色血便,此时如不伴呕血,常难与下消化道出血鉴别,应在病情稳定后即作急诊胃镜检查,以明确诊断。

六、治疗

上消化道大量出血病情急、变化快,严重者可危及生命,应采取积极措施进行抢救。抗休克、迅速补充血容量治疗应放在一切医疗措施的首位。所以,静脉通道的建立是治疗的前提。

1.初步处理　患者应卧位休息,保持呼吸道通畅,避免呕血时血液吸入引起窒息,必要时吸氧。活动性出血期间禁食。严密监测患者生命体征,如心率、血压、呼吸、尿量及神志变化。监测血红蛋白浓度、红细胞计数、血细胞比容与血尿素氮,必要时行中心静脉压测定。

同时立即查血型和配血,尽快建立有效的静脉输液通道,尽快补充血容量。紧急输血指征:①改变体位出现晕厥、血压下降和心率加快;②失血性休克;③血红蛋白低于70g/L或血细胞比容低于25%。

2.病因处理

(1)食管、胃底静脉曲张破裂大出血:在止血治疗的同时可以使用气囊压迫止血,经鼻腔或口插入三腔二囊管,注气入胃囊(囊内压50~70mmHg),向外加压牵引,用以压迫胃底,若未能止血,再注气入食管囊(囊内压为35~45mmHg),压迫食管曲张静脉。但用气囊压迫过久会导致黏膜糜烂,故持续压迫时间最长不应超过24h,放气解除压迫一段时间后,必要时可重复充盈气囊恢复牵引。患者一旦病情允许,急诊胃镜不但可以明确诊断,同时可做镜下治疗。内镜直视下注射硬化剂或组织黏合剂至曲张的静脉(前者用于食管曲张静脉,后者用于胃底曲张静脉),或用皮圈套扎曲张静脉,不但能达到止血目的,而且可有效防止早期再出血,是目前治疗食管胃底静脉曲张破裂出血的重要手段。

在内科治疗无效后,对于肝功能好的病人积极的手术治疗可以预防再出血及肝昏迷的发生。常用的手术方法是贲门周围血管离断术。

(2)非曲张静脉上消化道大出血:除食管胃底静脉曲张破裂出血之外的其他病因引起的上消化道大出血,习惯上又称为非曲张静脉上消化道大出血,其中以消化性溃疡所致出血最为常见。处理措施有:一般急性出血的患者经初步处理后大部分可以自行止血,所以就必须应用抑制胃酸分泌的药物,同时可行胃镜下的止血治疗,减少再出血的机会。但对于45岁以上,病史较长、反复出血的慢性溃疡患者来说,手术切除病变的胃体是防止再出血最可靠的方法。手术方法有胃大部分切除术、胃空肠吻合术等。

第二节　下消化道出血

下消化道出血的患病率虽不及上消化道出血高,但临床亦常发生。其中,小肠出血比大肠出血少见,但诊断较为困难。近年来,由于检查手段增多及治疗技术的提高,下消化道出血的病因诊断率有了明显提高。

一、病因

引起下消化道出血的病因很多,常见的有以下几种。

1.肿瘤和息肉　肠道的恶性肿瘤基本上都可以伴随下消化道的慢性出血。肿瘤以癌最常见,多发生于大肠;其他肿瘤少见,多发生于小肠。息肉多见于大肠,主要是腺瘤性息肉,还有幼年性息肉及幼年性息肉病等。

2.炎症性病变　引起出血的感染性肠炎有肠结核、肠伤寒、菌痢及其他细菌性肠炎等;寄生虫感染有阿米巴、血吸虫所致的肠炎,非特异性肠炎有溃疡性结肠炎、克罗恩病等。此外,还有抗生素相关性肠炎、坏死性小肠炎、缺血性肠炎、放射性肠炎等亦可引起下消化道出血。

3.肠壁结构性病变　如憩室(其中小肠 Meckel 憩室出血较常见)、肠重复畸形、肠气囊肿病(多见于高原居民)、肠套叠等。

4.肛门病变痔和肛裂。

二、辅助检查

本病常用的辅助检查手段有以下几种。

1.X 线钡剂造影　X 线钡剂灌肠用于诊断大肠、回盲部及阑尾病变,一般主张进行双重气钡造影。但对于较平坦病变、广泛而较轻炎症性病变容易漏诊,有时无法确定病变性质。因此,对 X 线钡剂灌肠检查阴性的下消化道出血患者需进行结肠镜检查,已做结肠镜全结肠检查患者一般不强调 X 线钡剂灌肠检查。小肠 X 线钡剂造影是诊断小肠病变的重要方法。通过口服钡剂分段观察小肠,该检查敏感性低、漏诊率相当高。小肠钡灌可一定程度提高诊断阳性率,但有一定难度,要求经口或鼻插管至近段小肠导入钡剂。需要注意的是 X 线钡剂造影检查一般要求在大出血停止至少 3d 之后才能进行。

2.结肠镜检查　结肠镜检查是诊断大肠及回肠末端病变的首选检查方法。其优点是诊断敏感性高、可发现活动性出血、结合活检病理检查可判断病变性质。检查时应注意,如有可能,无论在何处发现病灶均应将镜端送至回肠末段,称全结肠检查。

3.胶囊内镜　以往十二指肠降段以下小肠病变所致的消化道出血一直是传统检查的"盲区"。近年发明了胶囊内镜,患者吞服胶囊内镜后,内镜在胃肠道拍摄的图像通过无线电发送至体外接收器进行图像分析,大大提高了对下消化道出血的诊断率,但因费用较高仍不能普及。

三、诊断

下消化道出血诊断较上消化道出血困难,但根据患者年龄、出血前病史、粪便颜色和性状,以及伴随症状等,再加上辅助检查手段,可以做出明确诊断。

1.年龄　老年患者以大肠癌、结肠血管扩张、缺血性肠炎多见。儿童以 Meckel 憩室、幼年性息肉、感染性肠炎多见。

2.出血前病史　结核病、血吸虫病、腹部放疗史可引起相应的肠道疾病。动脉硬化、口服避孕药可引起缺血性肠炎。

3.粪便颜色和性状　血色鲜红,附于粪表面多为肛门、直肠、乙状结肠病变,便后滴血或喷血常为痔或肛裂。右侧结肠出血为暗红色或猪肝色,停留时间长可呈柏油样便。小肠出血与右侧结肠出血相似,但更易呈柏油样便。黏液脓血便多见于菌痢、溃疡性结肠炎,大肠癌特别是直肠、乙状结肠癌有时亦可出现黏液脓血便。

4.伴随症状　伴有发热见于肠道炎症性病变;伴不完全性肠梗阻症状常见于克罗恩病、肠结核、肠套叠、大肠癌。上述情况往往伴有不同程度腹痛,而不伴有明显腹痛的多见于息肉、未引起肠梗阻的肿瘤、无合并感染的憩室和血管病变。

四、治疗

下消化道出血主要是病因治疗,大出血时应积极抢救。初步处理与上消化道出血原则一致,这里不再赘述。对于下消化道出血的病因可以采用以下手段进行治疗。

1.凝血酶保留灌肠　有时对左半结肠出血有效。

2.内镜下止血　急诊结肠镜检查如能发现出血病灶,可试行内镜下止血。

3.血管活性药物应用　血管加压素、生长抑素静脉滴注可能有一定作用。

4.紧急手术治疗　经内科保守治疗仍出血不止危及生命,无论出血病变是否确诊,均是紧急手术的指征。探查过程中明确诊断并积极止血,治疗原发病。

第三章 腹外疝

第一节 概述

体内某个脏器或组织离开其正常解剖部位，通过先天或后天形成的薄弱点、缺损或孔隙进入另一个部位，成为疝。腹部疝分为腹外疝及腹内疝。腹外疝是腹腔内脏器或组织连同壁腹膜经过腹壁薄弱点或孔隙突向体表形成。腹内疝是脏器或组织进入腹腔内的间隙囊内而形成。

一、病因

1.腹壁强度降低

（1）某些组织穿过腹壁的部位，如精索或子宫圆韧带穿过腹股沟管、股动静脉穿过股管、脐血管穿过脐环处。

（2）腹白线发育不全。

（3）手术切口愈合不良、外伤、感染、腹壁神经损伤、各种原因所致腹肌萎缩等。

2.腹内压力增高 慢性咳嗽、慢性便秘、排尿困难、妊娠、腹水等。

二、病理解剖

典型的腹外疝由疝囊、疝内容物和疝外被盖等组成。疝囊是壁腹膜的憩室样突出部，由疝囊颈及疝囊体组成。疝囊颈是疝环所在部位，是疝突出的门户，又称疝门，即是腹壁薄弱区或缺损的部位。疝一般以疝门部位为命名依据，例如腹股沟疝、股疝、脐疝、切口疝等。疝内容物是进入疝囊的腹内脏器或组织，例如小肠、大网膜等。疝外被盖是指疝囊以外的各层组织。

三、临床类型

1.可复性疝 指疝内容物容易回纳入腹腔的疝。

2.难复性疝 指疝内容物不能回纳或不能完全回纳入腹腔内，但不引起严重症状的疝。

3.嵌顿性疝　当腹内压突然升高时,疝内容物强行扩张较小的疝囊颈而进入疝囊,疝囊颈弹性回缩卡住内容物,使其不能还纳,称为嵌顿性疝。如嵌顿的内容物为肠管及其系膜时,可导致静脉回流受阻,表现为肠管及系膜瘀血,水肿增厚,疝囊内可有淡黄色渗液积聚。但嵌顿的肠管系膜内动脉可扪及搏动。

4.绞窄性疝　肠管及系膜嵌顿不能及时解除,其受压不断加重,可导致动脉血流完全阻断,称为绞窄性疝。此时肠系膜动脉搏动消失,肠壁失去光泽、弹性及蠕动能力,最终肠管变黑坏死。疝囊内渗液为淡红色或暗红色。

第二节　腹股沟疝

腹股沟疝分为斜疝和直疝两种。疝囊经过腹壁下动脉外侧的腹股沟管深环(内环)突出向内、向下、向前斜行经过腹股沟管,穿出腹股沟管浅环(外环),可进入阴囊,为腹股沟斜疝。疝囊经腹壁下动脉内侧的直疝三角区向前突出,不经过内环,也不进入阴囊,为腹股沟直疝。腹股沟斜疝是最常见的腹外疝,发病率占腹外疝 75%～90%。腹股沟疝发生率男性多于女性,男女比例约为 15∶1,右侧比左侧多见。

一、解剖概要

腹股沟区下界为腹股沟韧带,内界为腹直肌外侧缘,上界为髂前上棘至腹直肌外侧缘的一条水平线。

1.腹股沟区解剖层次　腹股沟区由浅至深分为以下各层。

(1)皮肤、皮下组织及浅筋膜。

(2)腹外斜肌:其在髂前上棘与脐之连线以下移行为腱膜,称为腹外斜肌腱膜。该腱膜下缘在髂前上棘至耻骨结节之间向后、向上反折并增厚形成腹股沟韧带。韧带内侧端部分纤维向后、向下转折形成腔隙韧带(陷窝韧带),腔隙韧带向外侧延续的部分附着于耻骨梳,称为耻骨梳韧带。腹外斜肌腱膜在耻骨结节外上方形成一个三角形的裂隙,为腹股沟管浅环(外环)。腹外斜肌腱膜深面与腹内斜肌之间有髂腹下神经及髂腹股沟神经通过,在施行疝手术时应避免其损伤。

(3)腹内斜肌与腹横肌:腹内斜肌起于腹股沟韧带的外侧 1/2,向内上行走,其下缘呈弓状越过精索上方,在精索内后侧止于耻骨结节。腹横肌起自腹股沟韧带的外侧 1/3,其下缘也呈弓状越过精索上方,在精索内后侧与腹内斜肌融合成腹股沟镰(联合腱),止于耻骨结节。

(4)腹横筋膜:位于腹横肌深面,其下部外侧 1/2 附着于腹股沟韧带,内侧 1/2 附着于耻骨梳韧带。腹横筋膜与包裹腹横肌和腹内斜肌的筋膜在弓状下缘融合,形成腱膜结构,称为腹横肌腱膜弓;腹横筋膜至腹股沟韧带向后的游离缘处加厚形成髂耻束。在腹股沟韧带上方 2cm、腹壁下动脉外侧处,男性精索或女性子宫圆韧带穿过腹横筋膜形成一个卵圆形裂隙,称为腹股沟管深环(内环)。腹横筋膜向下延伸包绕精索,形成精索内筋膜。深环内侧腹横筋膜增厚,称为凹间韧带。在腹股沟韧带内侧 1/2,腹横筋膜覆盖股动脉及股静脉,并在腹股沟韧带后方伴其下行至股部。

(5)腹膜外脂肪和壁腹膜:壁腹膜和腹横筋膜之间称为腹膜前间隙。在此间隙内没有血管及神经,只有少量的脂肪组织。

由腹股沟区解剖层次所见,腹股沟韧带内侧 1/2 部分,在弓状下缘与腹股沟韧带之间有一空隙存在,腹壁强度较为薄弱,为腹外疝好发于腹股沟区的解剖基础。

2.腹股沟管解剖 腹股沟管的内口为深环,外口为浅环。浅环一般可容一指尖。以深环为起点,腹股沟管的走向由外向内、由上向下、由深向浅斜行。腹股沟管前壁为皮肤、皮下组织和腹外斜肌腱膜,外侧 1/3 有腹内斜肌覆盖;后壁为腹横筋膜及腹膜,内侧 1/3 有腹股沟镰;上壁为腹内斜肌与腹横肌的弓状下缘;下壁为腹股沟韧带及腔隙韧带。其内男性为精索通过,女性为子宫圆韧带通过。成年人腹股沟管长度为 4~5cm。

3.直疝三角(Hesselbach 三角) 外侧边为腹壁下动脉,内侧边为腹直肌外侧缘,底边为腹股沟韧带。其为直疝发生区。

二、病因及发病机制

1.先天性解剖异常 在睾丸逐渐下降时,腹股沟区各层组织随之下降,随之下移的腹膜形成鞘突,睾丸紧贴在其后壁。鞘突下段在婴儿出生后成为睾丸固有被膜。若鞘突不闭锁或闭锁不全,其与腹腔相通,形成先天性腹股沟斜疝的疝囊。右侧睾丸下降晚于左侧,鞘突闭锁也较迟,故右侧腹股沟斜疝较多。

2.后天性腹壁薄弱或缺损 腹横筋膜不同程度的薄弱或缺损,腹内斜肌与腹横肌发育不全对腹股沟疝的发病起着重要作用。腹横筋膜及腹横肌的收缩可把凹间韧带牵向外上方,在腹内斜肌深面关闭腹股沟管深环。在腹横筋膜薄弱或缺损及腹内斜肌发育不全时,这一保护作用降低或缺失而易于发生疝。腹内斜肌发育不全时,其牵拉弓状下缘靠向腹股沟韧带的作用减弱,不利于覆盖精索及加强腹股沟管前壁,也易于发生腹股沟疝。

三、临床表现及诊断

腹股沟区出现一个突出的包块是主要的临床表现。

1.**易复性斜疝** 出现腹股沟区包块或伴有胀痛感。包块立位时出现,呈梨形,可降至阴囊或大阴唇,平卧或用手向腹腔推送时肿块消失。肿块消失后,以手指通过阴囊皮肤伸入浅环可感觉外环扩大;嘱患者咳嗽时指尖有冲击感。用手指紧压深环,嘱患者起立及咳嗽时,包块不突出;移去手指后,可见包块自外上向内下突出。

2.**难复性斜疝** 腹股沟区出现包块,胀痛稍重,平卧时包块不能完全回纳,可伴有消化不良、便秘等症状。

3.**嵌顿性疝** 常发生在斜疝,咳嗽或排便等腹内压骤增是主要原因。表现为包块突然增大,疼痛较重。平卧及用手推送时包块不能缩小。若嵌顿的是肠襻,可伴有腹部绞痛、恶心、呕吐、腹胀、停止排便等机械性肠梗阻的临床表现。如不及时处理,终将成为绞窄性疝。

4.**绞窄性疝** 临床症状加重。若肠襻坏死穿孔后,疼痛可一过性减轻。严重者可发生脓毒症。

5.**腹股沟直疝** 常见于老年人。患者站立时,腹股沟区内侧端、耻骨结节外上方出现一个半球形肿块,偶有坠胀感。平卧时肿块多可自行还纳,直疝不进入阴囊,极少发生嵌顿。膀胱可进入疝囊,形成滑动性直疝,此时膀胱即成为疝囊的一部分,手术时应注意。

四、鉴别诊断

1.**睾丸鞘膜积液** 其所呈现的肿块局限在阴囊内,透光试验阳性,不能触及实质感的睾丸。而疝性肿块透光试验阴性,斜疝时可在肿块后方触及睾丸。

2.**交通性鞘膜积液** 其特点是站立后肿块缓慢出现并逐渐增大;平卧时肿块逐渐缩小。透光试验阳性。

3.**精索鞘膜积液** 肿块位于腹股沟管内,牵拉同侧睾丸可见肿块移动。

4.**隐睾** 同侧睾丸缺如,肿块挤压时出现特有胀痛感。

5.**急性肠梗阻** 应注意是否是肠管嵌顿造成的急性肠梗阻。

五、治疗

腹股沟疝若无特殊情况均应及早施行手术。

1.非手术治疗　1岁以内的婴幼儿可暂不手术。年老体弱或有手术禁忌者,可用医用疝带压迫疝环法阻止疝块突出。

2.手术治疗

(1)传统的疝修补术:手术的基本原则是疝囊高位结扎、加强或修补腹股沟管管壁。

①疝囊高位结扎术:显露疝囊颈,予以结扎等闭合处理。婴幼儿可采用此种方法。绞窄性疝因肠坏死而局部有严重感染者,通常采用疝囊高位结扎、避免施行修补术。

②加强或修补腹股沟管前壁的方法:弗格森法(Ferguson法)最常用。它是在精索前方将腹内斜肌下缘和联合腱缝至腹股沟韧带上。

③加强或修补腹股沟管后壁的方法。

Bassini法:在精索后方将腹内斜肌下缘和联合腱缝至腹股沟韧带上,精索位于腹外斜肌腱膜与腹内斜肌之间。

Halsted法:在上法基础上,将腹外斜肌腱膜在精索后方缝合,精索位于腹外斜肌腱膜与腹壁皮下层之间。

McVay法:在精索后方将腹内斜肌下缘和联合腱缝至耻骨梳韧带上。

Shouldice法:将腹横筋膜自耻骨结节至深环处切开,切开的两叶重叠缝合,重造深环,将腹内斜肌下缘和联合腱缝至腹股沟韧带上。

(2)无张力疝修补术:其是在无张力的情况下,利用人工高分子修补材料进行缝合修补。此方法克服了传统修补法因术后张力大造成的手术部位牵扯感、疼痛等缺点。常用的式式有三种。

①平片无张力疝修补术:使用一适当大小的补片材料置于腹股沟管后壁。

②疝环充填式无张力疝修补术:使用一锥形网塞置入已返纳疝囊的疝环中并固定,再用一适当大小的补片材料置于腹股沟管后壁。

③巨大补片加强内脏囊手术:使用一较大补片置于腹股沟区腹膜前间隙以加强腹横筋膜。

(3)经腹腔镜疝修补术。

3.嵌顿性疝和绞窄性疝的处理原则　　嵌顿性疝在下列情况下可试行手法复位。

(1)嵌顿时间在 3～4h 以内,包块压痛不明显,无腹部压痛或腹肌紧张等腹膜刺激征。

(2)年老体弱或伴有其他严重疾病而估计尚无坏死者。

复位时,可注射吗啡或哌替啶,以止痛及镇静,并松弛腹肌。复位方法是让患者取头低足高卧位,托起阴囊,持续缓慢将疝块推向腹腔,同时用左手按摩深环及浅环以协助疝内容物回纳。复位后需严密观察腹部情况。如出现肠梗阻或腹膜炎的表现需及时手术探查。绞窄性疝出现疝内容物坏死更需及时手术。

第三节　股疝

疝囊通过股环、经股管向卵圆窝突出的疝称为股疝。多见于 40 岁以上妇女。

一、股管解剖概要

股管是一狭长的漏斗状间隙,长 1～1.5cm。股管上口称股环,直径约 1.5cm,有股环隔膜覆盖,其前缘为腹股沟韧带,后缘为耻骨梳韧带,内缘为腔隙韧带,外缘为股静脉。股管下口为卵圆窝。卵圆窝是股部深筋膜上的一个薄弱部分,覆有一层薄膜,称筛状板,下肢大隐静脉由此处穿过进入股静脉。

二、病因及发病机制

在腹内压增高的情况下,下坠的腹内脏器推动腹膜经股环向股管突出形成股疝。疝块可由股管下口突出进入皮下层。由于股管上口较小,周围是坚韧的韧带,疝块由卵圆窝突出后形成向前的锐角,因此股疝易于嵌顿。股疝嵌顿者达 60%。

三、临床表现

疝块呈半球形,一般不大,位于腹股沟韧带下方卵圆窝处。部分患者平卧时,疝块不能完全回纳。由于疝囊颈较小,咳嗽时冲击感不明显。部分患者伴有患处胀痛感。

四、鉴别诊断

1.腹股沟斜疝　　其位于腹股沟韧带上方,浅环口扩大,咳嗽时冲击感明显,与股疝易于鉴别。

2.脂肪瘤 其位于皮下层,基底不固定,活动度较大,有助于鉴别。

3.肿大的淋巴结股疝 嵌顿时易误诊为淋巴结炎。

4.大隐静脉曲张结节样膨大 压迫股静脉近心端时可使结节样膨大进一步增大,同侧下肢有静脉曲张也有助于鉴别。

5.髂腰部结核性脓肿 这种脓肿一般位于腹股沟的外侧偏髂窝处,且有波动感。检查脊柱常可发现腰椎有病征。

五、治疗

股疝诊断后,应及时手术。常用的手术是 McVay 法。另一种是在处理疝囊后,缝合关闭股环。也可用无张力疝修补术或腹腔镜疝修补术。

第四节 其他腹外疝

一、切口疝

发生于腹壁手术切口的疝称为切口疝,其占腹外疝的第三位。最常发生切口疝的是经腹直肌切口,下腹部因腹直肌后鞘不完整而更多;其次为正中切口和旁正中切口。

腹部纵向切口发病较多的原因:①除腹直肌外,腹壁各层肌及筋膜、鞘膜等组织的纤维大体上都是横行的,纵向切口将切断这些纤维;缝合时缝线易在纤维间滑动;肌的横向牵引力易导致已缝合组织发生断裂。②纵向切口切断肋间神经,可导致腹直肌强度降低。③手术操作不当是导致切口疝的重要原因,如切口感染、留置引流物过久、腹壁切口缝合不严密、切断肋间神经过多、缝合时切口张力过大导致组织撕裂等。④术后各种原因导致腹内压骤增,可使切口内层断裂而发生切口疝。⑤切口愈合不良也是一个重要原因。

其主要症状是腹部切口处逐渐膨隆,有肿块出现。患者立位及用力时肿块明显,平卧时消失或缩小。较大的切口疝有腹部牵拉感,伴食欲减退、恶心、便秘、腹部隐痛等表现。切口疝常无完整的疝囊,如疝内容物与腹膜外组织粘连而成为难复性疝,可伴有不全性肠梗阻。

检查时可见切口瘢痕处肿块。疝内容物位于皮下时,可见到肠型及蠕动波,扪之可闻及肠鸣音。肿块复位后,多数能扪到腹肌裂开所形成的疝环边缘。腹壁肋间神经损伤后腹肌薄弱所致切口疝,虽有局部膨隆,但无边缘清楚的肿块,也不能扪及明确的疝环。切口疝的疝环较宽大,很少发生嵌顿。

切口疝原则上应手术治疗。较小的切口疝应在无张力的条件下,缝合腹壁各层组织;较大的切口疝可用人工高分子修补材料或自体筋膜组织进行修补。

二、脐疝

疝囊经脐环突出的疝称为脐疝,分为小儿脐疝及成年人脐疝。

小儿脐疝的病因是脐环闭锁不全或脐部瘢痕组织不够坚固,在腹内压增加的情况下发生。腹内压增高的主要原因有经常啼哭和便秘。临床表现为啼哭时肿块突出,安静时消失。小儿脐疝多属易复性,极少发生嵌顿及绞窄。偶有因外伤或感染造成疝覆盖组织溃破。临床发现未闭锁的脐环迟至 2 岁时多能自行闭锁。因此,除了嵌顿或溃破等紧急情况外,2 岁之前小儿可采用非手术疗法。

成年人脐疝为后天性疝,较为少见,多数是肥胖的中老年经产妇女。表现为脐部的肿块,由于脐环狭小,易发生嵌顿或绞窄,应采取手术治疗。

三、白线疝

发生于腹壁正中线(白线)处的疝称为白线疝。大多数发生在脐上白线,也称上腹疝。

早期白线疝肿块小而无症状,不易被发现。肿块逐渐增大后,腹膜受到牵拉而出现明显的上腹疼痛,并伴有消化不良、恶心、呕吐等症状。患者平卧疝内容物还纳后,常可扪及白线区的缺损。

症状明显者可行手术治疗。

第四章 腹部损伤

第一节 概论

一、概述

1.发病率

(1)平时约占各种损伤的 0.4%～2.0%。

(2)战争年代的发病率更高,达 50%左右。

2.死亡率 10%～20%。

3.伤后 2h 获得正确治疗者治愈率达 90%。

二、分类

1.开放性损伤

(1)穿透伤:腹膜破损。

(2)非穿透伤:无腹膜破损。

2.闭合性损伤。

3.医源性损伤 各种穿刺、内镜、灌肠、刮宫和腹部手术所致。

三、病因

(1)战争时主要为枪弹伤、刀刺伤;平时主要为交通事故、工伤意外和打架斗殴。

(2)开放性损伤常由刀刺、枪弹、弹片所引起;闭合性损伤常系坠落、碰撞、冲击、挤压、拳打脚踢等钝性暴力所致。

(3)腹部损伤还可由剧烈爆炸引起的冲击伤和腐蚀性的强酸、强碱或毒物等引起的化学性损伤。

(4)无论是开放性损伤还是闭合性损伤,都可导致腹部内脏损伤。常见受损内脏依次是脾、肾、肝、胃、结肠等。胰、十二指肠、膈、直肠等由于解剖位置较深,故损伤发病率较低。

四、临床表现

1.腹痛　怀疑腹部损伤首先要检查腹部,有没有压痛、反跳痛。
2.休克　早期是由于疼痛和失血,晚期是感染中毒性休克。
3.感染　患者高热、寒战、血中白细胞升高。

五、病理生理

(1)腹部损伤的范围及严重程度、是否涉及内脏、涉及什么内脏等情况,在很大程度上取决于暴力的强度(主要是单位面积受力大小)、速度、硬度、着力部位和作用力方向等因素。

(2)内脏的解剖特点、功能状态以及是否有病理改变等内在因素对上述情况也有影响。例如:肝、脾及肾的组织结构脆弱,血供丰富,位置比较固定,在受到暴力打击之后,比其他内脏更容易破裂,如果这些脏器原来已有病理改变者更是如此;上腹受碰撞或挤压时,胃窦、十二指肠第三部或胰腺可被挤压在脊柱上而断裂;肠道的固定部分(上段空肠、末段回肠、粘连的肠壁等)比活动部分更易受损;充盈的空腔脏器(饱餐后的胃、未排空的膀胱等)比排空者更易破裂。

六、有无内脏损伤

1.详细询问受伤情况　包括受伤时间、受伤地点、致伤源及致伤条件、伤情、受伤至就诊之间的病情变化和就诊前的急救措施等。如果伤员神志不清,有必要向现场目击者及护送人员询问受伤经过。

2.注意生命体征变化　包括体温、呼吸、脉搏和血压的测定,注意患者有无面色苍白,脉搏加快、细弱,血压不稳甚至休克的情况。

3.全面而有重点的体格检查　包括腹部压痛、肌紧张和反跳痛的程度和范围,是否有肝浊音界缩小或消失,有无腹部移动性浊音,肠蠕动是否减弱或消失,直肠指检是否有阳性发现等。根据上述病史和体格检查结果,有下列情况之一者,应考虑到腹内脏器损伤的存在。

(1)腹部疼痛较重,且呈持续性,并有进行性加重的趋势,同时伴有恶心、呕吐等消化道症状者。

(2)早期出现明显的失血性休克表现者。

(3)有明显的腹膜刺激征(腹部压痛、肌紧张和反跳痛)者。

(4)腹腔积有气体,肝浊音界缩小或消失者。

(5)腹部明显胀气,肠蠕动减弱或消失者。

(6)腹部出现移动性浊音者。

(7)有便血、呕血或尿血者。

(8)直肠指检发现前壁有压痛或波动感,或指套染血者。

七、何种脏器损伤

(1)实质性脏器破裂的临床表现主要是内出血,最多见为肝脾损伤,严重表现为失血性休克。

(2)空腔脏器破裂时临床表现主要是腹膜炎,根据损伤的程度和部位不同,出现腹膜炎的时间早晚也不同。

(3)有恶心、呕吐、便血和腹腔积有气体者多为胃肠道损伤,再根据受伤的部位、腹膜炎的严重程度和腹膜刺激征最明显的部位等,来帮助确定是胃、上段小肠损伤,还是下段小肠或结肠损伤。

(4)排尿困难、血尿、外阴或会阴部牵涉痛者,提示系泌尿系脏器损伤。

八、多发伤

(1)除腹部损伤外,尚有腹部以外的合并损伤。

(2)腹内某一脏器有多处破裂。如肝多发性损伤。

(3)腹内有一个以上脏器受到损伤,如肝损伤同时有胃或十二指肠损伤。

第二节　腹部闭合性损伤

一、诊断

1.病因　腹壁有直接或间接外伤史。

2.临床表现

(1)腹壁挫伤有皮下瘀血,皮肤青紫;腹壁血肿呈局限性隆起的包块。

(2)患处疼痛,血肿性包块有触痛,不能移动,腹肌收缩时仍能扪及。

(3)单纯腹壁创伤不伴有恶心、呕吐和腹膜刺激征。血肿超过半环线,积血可引起下腹部腹膜刺激征。

（4）随时间推移,病情呈逐渐减轻趋势。

3.实验室检查　白细胞可轻度增多或无改变。

4.辅助检查

（1）腹腔穿刺和腹腔灌洗,有助于鉴别是否合并腹内脏器损伤。

（2）腹部 B 超可探查血肿大小、范围、位置及是否有腹内脏器损伤。

二、鉴别诊断

有无内脏损伤。有下列情况应考虑内脏损伤:

（1）早期出现休克。

（2）有持续性腹痛,伴恶心、呕吐等消化道症状,并有加重的趋势。

（3）有固定的腹部压痛和肌紧张。

（4）呕血、便血或尿血。

（5）腹部出现移动性浊音。

三、治疗原则

（1）能排除需要剖腹探查的内脏破裂者,可行保守治疗。

（2）不能排除时,可做腹腔穿刺或腹腔灌洗或剖腹探查。

（3）闭合性损伤剖腹探查的适应证包括:①有明确的腹膜刺激征;②有腹腔游离气体;③腹腔穿刺或灌洗阳性;④胃肠道出血;⑤持续低血压而难以用腹部以外的原因解释。

第三节　腹部开放性损伤

一、诊断

1.病因　腹部有锐器、火器、事故等外伤史。

2.临床表现

（1）腹壁有开放性伤口。

（2）单纯腹壁创伤不伴恶心、呕吐、腹膜刺激征。

（3）生命体征平稳,病情随时间推移有逐渐减轻趋势。

3.实验室检查　白细胞正常或轻度增多,血红蛋白多正常或略低(见于腹壁小动脉损伤,延迟治疗的患者)。

4.辅助检查

(1)腹腔穿刺和腹腔灌洗有助于除外腹内脏器损伤。

(2)腹部 B 超用于除外腹内脏器破裂和腹腔游离体液。

二、鉴别诊断

(1)开放性损伤一般都有内脏损伤。

(2)开放性损伤多合并多发损伤。

(3)伤口不在腹部也可能有腹部损伤。

(4)伤口大小与受伤程度不一定成正比。

(5)伤口与伤道不一定呈直线关系。

(6)有些腹壁切线伤虽然未穿透腹壁,但可能有内脏损伤。

三、治疗原则

(1)清创术,然后一期缝合或延期缝合。

(2)伤口较深范围较大时放置引流,忌在原伤口作引流道。

(3)穿透性腹壁损伤,另作切口检查,处理脏器伤后,在对腹壁伤清创。

(4)腹壁缺损较大的可用转移皮瓣覆盖。对不能覆盖者,可用网膜或人造网织物覆盖。

第四节 肝脏损伤

一、诊断

1.病因 肝损伤的原因有肝区直接暴力伤、战时火器伤、平时的刺伤、胸部穿透伤贯通横膈引起的肝损伤、交通事故等。

2.临床表现

(1)肝包膜下出血和(或)肝实质挫裂伤:肝区疼痛、肝大,腹膜刺激征不明显,疼痛程度逐渐减轻,生命体征逐渐平稳,有时张力很大的肝包膜下血肿,会出现迟发性急性腹痛和内出血(伤后数小时、数天甚至更长时间)。

(2)真性破裂:以内出血为主,可有胆汁性腹膜炎表现,右上腹疼痛,可向右胸及右肩放射,腹膜炎由右上腹开始逐渐累及全腹。表浅裂伤出血易自行停止,病情趋于平稳;深在肝破裂,病情加重,逐渐发展为失血性休克;伴有大血管撕裂者致严重出血和胆汁性腹膜炎,早期就出现休克。

(3)腹部平坦或高度膨隆,腹式呼吸减弱或消失,右上腹有局限性压痛或全腹压痛、反跳痛、肌紧张。移动性浊音阳性或阴性,肠鸣音减弱或消失。血液经胆管进入十二指肠时,可出现呕血或黑便。

3.实验室检查 血常规示白细胞增多,动态测定红细胞、血红蛋白和血细胞比容逐渐下降。早期或表浅裂伤无明显变化。

4.辅助检查

(1)腹腔穿刺抽出不凝血:腹腔灌洗可见肉眼血性液(25ml 血可染红 1000ml 灌洗液),红细胞计数超过 $10 \times 10^9/L$。

(2)腹部 B 超:肝包膜下血肿形成或腹腔游离液体。

(3)X 线摄影:右膈升高,肝正常外形消失及右胸肋骨骨折。局限于肝裸区的实质破裂引起腹膜后血肿形成,腰大肌影消失。肝损伤诊断明确,伴有休克者,应抓紧时间处理,不必再行 X 线检查。

(4)CT 检查:能更准确揭示肝脏形态、大小、肝实质内出血。

二、鉴别诊断

(1)肝损伤应鉴别肝内多发损伤。

(2)有严重内出血,休克患者应除外脾损伤和胃和十二指肠损伤。

(3)合并肝外胆道损伤、胃和十二指肠损伤可有严重腹膜炎。

三、治疗原则

(1)钝性肝脏损伤或表浅裂伤可试行保守治疗,其指征如下:①血流动力学稳定;②腹部体征轻;③神志清楚;④CT 示创伤小;⑤不伴有其他脏器损伤;⑥输血少于 2 单位;⑦CT 示创伤随时间延长而改善或不加重。

(2)保守治疗包括卧床休息、控制饮食、止痛、应用抗生素等,借助 B 超、CT 对局部伤情进行动态观察。

(3)肝脏火器伤和累及空腔脏器的非火器伤都应手术治疗,清创,去除坏死组织。常用方法如下:

①缝合,同时用吸收性明胶海绵和止血药物填塞或喷涂,适于单纯肝损伤无肝坏死者。

②肝动脉结扎,适于深在而复杂的肝裂伤经缝扎创面血管仍不能控制出血时。

③肝切除术,适于肝脏组织严重碎裂;伤及肝内主要血管和(或)胆管;创伤造

成大片失活组织;无法控制的出血。

④碘仿纱布压迫填塞。

⑤术后引流,应用广谱强效抗生素,支持治疗,保肝治疗。

第五节　肝外胆管损伤

一、诊断

1.病因　外伤史:多由穿透伤引起,常伴邻近脏器损伤,如十二指肠、胰腺、大血管等损伤;医源性胆管损伤:有腹腔镜胆囊切除术、胃大部切除术、经内镜行十二指肠乳头切开术等手术史。

2.临床表现

(1)右上腹持续性绞痛:随时间推移,疼痛程度、范围逐渐扩展,甚至达全腹。

(2)黄疸:胆道部分断裂或误扎时,表现梗阻性黄疸。

(3)右上腹为甚的弥漫性腹膜炎或右上腹局限性腹膜炎。

(4)严重胆管损伤可伴休克。

3.实验室检查　白细胞明显增多,血清胆红素升高,尿胆红素阳性和血清酶水平升高。

4.辅助检查

(1)腹腔穿刺和腹腔灌洗:抽出胆汁样液体或血性胆汁。

(2)腹部 B 超:见肝外胆管扩张或连续破坏,腹腔积液。

(3)ERCP 或 MRCP 可明确胆管破裂部位和程度。

二、鉴别诊断

(1)肝损伤及上腹部多脏器损伤可有内出血,失血性休克。

(2)腹膜后十二指肠和胰腺损伤,早期病情可隐匿,诊断有一定的困难,手术探查应仔细,防止漏诊。

(3)胃和十二指肠前壁损伤可有膈下游离气体,严重的腹膜炎体征。

三、治疗原则

1.胆总管破裂　在裂口上方和下方分别另开口,"T"管引流,将短臂放过裂口为支撑,进行修补。"T"管应留置至少半年。

2.胆总管完全断裂　以"T"管为支架,行胆管两端无张力吻合术。"T"管于吻合口下方1～2cm处,另开口放置,留置9～12个月。

3.不能修补的胆总管断裂时　作胆总管空肠 Roux-Y 式吻合,低位断裂者,作胆(肝)管十二指肠吻合,远侧端予以结缝扎。

4.病情　严重或技术尚做不到,无法完成一期修复时,可置"T"管进行引流3～4个月后再作修复性手术。

第六节　脾脏损伤

一、诊断

1.病因　有外伤史、手术史和病理性脾肿大病史。

2.临床表现

(1)腹痛:多以左上腹为甚,伴向左肩背部放射。脾挫裂伤被膜下出血,腹痛局限于左上腹。中央型破裂、被膜下破裂、真性破裂以内出血为主要表现。

(2)被膜下出血:可于外伤1～2周后发生破裂。

(3)真性脾破裂或延迟性脾破裂:腹痛由左上腹逐渐遍及全腹。

(4)腹膜刺激征:局限于左上腹或全腹。

(5)早期休克:见于粉碎性或累及脾门血管的脾破裂。

3.实验室检查　白细胞增多,红细胞减少,血红蛋白、血细胞比容下降。

4.辅助检查

(1)腹腔穿刺和腹腔灌洗可抽出不凝血或血性灌洗液。

(2)肛门指诊:直肠膀胱陷凹(或女性直肠子宫陷凹)饱满、触痛。

(3)腹部 B 超:可探测脾包膜内出血,腹腔游离液体。

(4)X 线摄影:左侧膈肌升高,活动受限。胃右移,横结肠下移,胃大弯有锯齿形压迹(脾胃韧带血肿)是脾破裂征象。

(5)CT 能更准确揭示脾脏形态、大小、脾实质出血。

(6)腹腔镜检查。

二、鉴别诊断

1.腹部大血管损伤　早期可出现严重休克,应与脾脏脏面及脾门损伤鉴别。

2.胃和结肠损伤　可出现腹膜炎体征,在左上腹开放性损伤时可出现。

3.**胰尾损伤** 常和脾损伤伴随发生,术前不易鉴别。

三、治疗原则

1.**中央型破裂、被膜下破裂** 可于严密观察下行保守治疗。

2.**手术治疗** 见于下列情况:

(1)观察过程中,发现继续出血(48h 需输血大于 1200ml),或伴有其他脏器损伤。

(2)脾脏中心破裂,脾门撕裂或有大量失活组织,合并其他脏器破裂致腹腔严重污染,高龄及多发伤,情况严重需迅速结束手术者,行全脾切除术。

(3)裂口边缘整齐,破裂局限于脾上极或下极的较小裂口可行保脾手术,可行单纯缝合或部分脾切除术。

(4)脾切除术:病理性脾肿大破裂,延迟性脾破裂。

(5)小儿脾切除术应同时行自体脾移植。

(6)脾血自体回收。

(7)有条件的医院可用选择性动脉造影,继而用栓塞剂止住脾破裂的出血。

第七节 胃损伤

一、诊断

1.**病因** 有外伤史、锐器吞入史、腹部手术史。

2.**临床表现**

(1)腹部剧痛,由上腹开始,弥漫到全腹。

(2)板状腹。

(3)肝浊音界消失。

(4)胃管引流出血样物。

3.**实验室检查** 白细胞增多,中性粒细胞增多。

4.**辅助检查**

(1)腹腔穿刺可见胃肠内容物样液体。

(2)腹部 B 超显示肝肾间隙,小网膜囊内出现无回声带。

(3)X 线平片:膈下出现新月形游离气体影。

二、鉴别诊断

(1)十二指肠和胰腺损伤病情隐匿,常与胃后壁损伤鉴别困难。

(2)横结肠损伤,腹膜炎症状发生较晚,可与胃损伤鉴别。

三、治疗原则

(1)剖腹探查,彻底检查,特别注意胃后壁,大小网膜附着处。

(2)缝合适合边缘整齐的裂口和边缘失活组织修剪后的裂口。

(3)胃部分切除适用于广泛胃损伤。

(4)放置腹腔引流管。

第八节 十二指肠损伤

一、诊断

1.病因 外伤史,医源性损伤,异物损伤,化学损伤史。

2.临床表现

(1)十二指肠前壁损伤的临床表现同胃损伤相似,甚至更重。

(2)腹膜后十二指肠损伤破裂诊断较困难,伤后有一段病情缓解期,多于数小时至一天后病情恶化。

(3)腹膜后十二指肠损伤破裂可有以下表现:①右上腹或腰部持续性疼痛且进行性加重,可向右肩及睾丸放射;②右上腹明确的固定压痛;③右腰压痛;④腹部体征轻微而病情却不断恶化;⑤血清淀粉酶升高。

3.实验室检查 白细胞增多,中性粒细胞增多。

4.辅助检查

(1)X线平片:可见腰大肌轮廓模糊,有时可见腹膜后花斑状改变。

(2)B超:见腹膜后积液、血块。

(3)CT:显示右肾前间隙气泡更加清晰。

(4)上消化道造影:可见造影剂外溢。

(5)诊断性腹腔穿刺。

5.剖腹探查确定诊断

二、鉴别诊断

(1)胃损伤与十二指肠前壁损伤相似,不易鉴别。

(2)胰腺特别是胰头损伤常和十二指肠损伤伴随发生。

三、治疗原则

1.单纯修补术　适用于裂口不大、边缘整齐,对合良好无张力者。裂口旁放置腹腔引流,胃管超过裂口缝合处减压。有人主张胃空肠造瘘。

2.带蒂肠修补术　适合裂口较大、不能直接缝合者,可选取一小截带蒂肠管,经修剪后镶嵌缝合缺损处。

3.损伤肠管切除吻合术　十二指肠第三、四段严重损伤,不能缝合修补时,可将该肠管切除行端端吻合。

4.十二指肠憩室化　适用于十二指肠第一、二段严重损伤或同时伴有胰腺损伤。手术包括损伤修复加幽门旷置术,经上述修复方法或切除吻合无法修复损伤时,加做幽门荷包缝闭及胃空肠吻合。

5.胰十二指肠切除术　只宜用于十二指肠第二段严重破裂累及胰头,无法修复者。

6.保守治疗　适用于单纯十二指肠壁内血肿,包括胃肠减压、静脉营养支持。

7.腹腔放置引流管于破裂及吻合处。

8.应用广谱抗生素和营养支持。

第九节　胰腺损伤

一、诊断

1.病因　有穿透伤、钝性伤病史(交通事故、瞬间暴力挤压胰腺)。

2.临床表现

(1)上腹疼痛伴腰部痛,亦可因膈肌受到刺激出现肩部疼痛。

(2)局限性或弥漫性腹膜炎。

(3)腹腔穿刺液淀粉酶极高有特殊诊断意义。但有约30％的胰腺创伤无淀粉酶升高。

3.实验室检查 白细胞增多,血尿淀粉酶升高。

4.辅助检查

(1)B超:胰腺回声不均和周围积血、积液。

(2)ERCP:常在手术前用来明确有无胰腺横断损伤。

(3)CT:有助于诊断及治疗的深入 CT 检查能够发现细小的横断面损伤和胰腺边缘的细微改变。

二、鉴别诊断

(1)右上腹外伤常伴有十二指肠损伤同时发生。

(2)左上腹外伤应鉴别有无脾损伤。

三、治疗原则

(1)行剖腹探查手术的患者,在麻醉的同时就应预防性使用抗生素。

(2)怀疑发生胰腺损伤时,必须进行仔细检查,包括切断胃结肠韧带打开后腹膜,按 Kocher 方法探查胰头及十二指肠。胰腺表面及周围的血肿必须切开检查,重点探查胰管有无破损、断裂。

(3)缝合修补,局部引流:包膜完整的胰腺损伤,仅做局部引流,不伴主胰管损伤的一般裂伤,试行缝合修补。

(4)胰腺近端缝合,远端切除术适用于胰颈、体、尾部严重挫伤或横断伤。

(5)胰头严重损伤,应行主胰管吻合或胰头断面缝闭或远端胰腺空肠 Roux-Y 吻合。

(6)术后充分有效的腹腔引流和胰管引流:烟卷引流可在数日后拔除。胰管引流应维持 10d 以上。腹腔引流液应作淀粉酶的监测,以判断治疗是否有效。

(7)术后应用抑制胰腺及整个消化分泌的药物如抑肽酶、5-Fu、奥曲肽。

(8)术后应加强营养支持。

第十节 小肠与肠系膜损伤

一、诊断

1.病因 外伤史:枪击伤、锐器伤、高处坠落、突然减速、手术分离粘连。

2.临床表现

(1)以腹膜炎为主,伴有系膜血管破裂则有失血的表现。

(2)腹痛可限于局部或累及全腹,伴恶心、呕吐、心悸、口渴等。

(3)腹膨隆,腹式呼吸减弱或消失。肠鸣音减弱消失。

(4)腹膜刺激征明显,小肠近端破裂可有板状腹。

(5)休克包括病情严重者,肠系膜血管破裂大量出血者。

3.实验室检查 白细胞增多,伴大量出血时红细胞减少,血红蛋白、血细胞比容下降。

4.辅助检查

(1)X线:可有气腹,但膈下游离气体阴性不能除外小肠破裂。

(2)B超:可见腹腔积液。

(3)腹腔穿刺和腹腔灌洗术:可抽出黄绿色小肠内容物。

(4)选择性动脉造影、CT有时有助于诊断。

5.剖腹检查确定诊断。

二、鉴别诊断

(1)胃和十二指肠损伤由于化学性刺激,腹膜炎出现较早。

(2)结肠损伤不易与小肠损伤鉴别,多在手术探查时明确诊断。

(3)腹部大血管损伤也可出现腹膜后血肿,应与肠系膜血管损伤鉴别。

三、治疗原则

1.保守治疗 用于单纯性肠系膜挫伤。

2.横向缝合 边缘整齐裂伤。

3.肠切除 适用于:①缺损过大或纵形裂伤;②多处破裂集中在一小段肠管上;③肠管严重破损血运障碍;④肠壁内或系膜缘有大血肿;⑤系膜严重挫伤或断裂,或系膜与肠管间撕脱致血运障碍。

第十一节 直肠肛管损伤

一、诊断

1.病因 致伤原因:火器伤、异物嵌入伤、医源性损伤(如发生在结直肠镜检时)。

2.临床表现

(1)腹膜反折以上直肠破裂,临床变化同结肠损伤。

(2)腹膜反折以下、肛提肌以上直肠损伤,临床表现:①血液从肛门排出;②会阴部、臀部、股部开放性伤口有粪便渗出;③尿液中有粪便残渣;④尿液从肛门排出。

(3)直肠指诊:指套有新鲜血迹,可扪到低位的破裂口。

3.实验室检查 血白细胞增多,严重时,红细胞减少,血红蛋白、血细胞比容下降。

4.辅助检查

(1)直肠镜检查:可直视低位直肠及肛管破裂。

(2)X线摄像:可了解有无骨折和异物存在。

二、鉴别诊断

膀胱损伤时尿液流入腹腔可早期引起急性腹膜炎,可有血尿和尿外渗、尿瘘。

三、治疗原则

(1)直肠和肛管损伤一旦确诊,尽早手术。

(2)一期缝合或切除后端端吻合,适于腹膜反折以上、全身和局部情况都好者。

(3)一期缝合或吻合加近端造口,适于腹膜反折以上、腹腔污染严重者。

(4)腹膜反折以下直肠损伤,应行乙状结肠造口,污染不重,创伤不大可行修补加直肠周围引流。

(5)浅表破口及损伤只需要清创缝合。

(6)损伤大而深及括约肌和直肠者,应行乙状结肠造口,清创时注意保护括约肌,伤口愈合后应注意定期扩肛。

(7)应用广谱抗生素。

第十二节 结肠损伤

一、诊断

1.病因 有外伤史或纤维结肠镜检查史。

2.临床表现

(1)主要是细菌性腹膜炎及全身感染中毒表现。

(2)严重腹痛、恶心、呕吐。

(3)黑便或便血。

(4)腹式呼吸减弱或消失,严重腹胀。

(5)对那些疑有结肠损伤的患者,反复观察病情是至为重要的,应由有经验的医师进行体格检查,每 3～4h 检查一次。

3.实验室检查　血白细胞增多,严重出血至红细胞减少,血红蛋白、血细胞比容下降。

4.辅助检查

(1)B 超:可见腹腔积液。

(2)腹穿或腹腔灌洗术:可抽出粪便或粪臭性液体,或抽出的淡色液证实为粪便性液体,即可确诊。当灌洗液中红细胞超过 $100×10^9/L$、胆红素或淀粉酶浓度超过血浆水平、发现细菌或食物残渣时,认为腹腔灌洗试验阳性。

(3)X 线摄影:可见膈下游离气体,或腹膜后气肿。

(4)疑有结肠损伤者不宜行肠道造影。

(5)CT:对侧腹部或背部损伤的患者,三重对照(经静脉、口服、直肠给予造影剂)的 CT 扫描可明确被掩盖的损伤。

5.剖腹探查确定诊断。

6.腹腔镜探查术　在腹部损伤诊断中的作用仍在研究中。

二、鉴别诊断

小肠损伤与结肠损伤不易鉴别,开放性腹部损伤时,两者可同时发生,而且是多发损伤,手术应仔细探查,防止遗漏。

三、治疗原则

(1)凡疑有结肠损伤或已确诊者,应行剖腹探查。

(2)决定行开腹探查手术后,应尽快经静脉给予广谱抗生素,抗菌谱应包括肠道革兰阴性菌和厌氧菌。

(3)视患者全身状况及局部污染程度和发病时间决定是否能行一期修复或一期切除吻合术,否则应选用外置、造口等二期手术。

(4)术中彻底清除漏出的结肠内容物,大量盐水冲洗。

(5)盆腔放置引流,应用广谱抗生素、补液、营养支持。

第十三节 腹膜后血肿及大血管损伤

一、诊断

1.病因 有外伤史,如高处坠落、挤压、车祸等。最常见的原因是骨盆及脊柱骨折,其次是腹膜后脏器(肾、十二指肠、胰腺等)和肌肉、血管等软组织损伤。

2.临床表现

(1)腹膜后出血,多在探查手术中发现。

(2)轻微腹痛,腰背痛,腹胀,肠鸣音减少及肠麻痹表现。

(3)晚期出血时侧腹膜和腰部瘀斑有诊断意义。

(4)盆腔巨大血肿时,直肠指诊可摸到柔软有波动感的触痛性包块。

(5)腹部大血管损伤时,伤口大量出血,进行性腹胀和极度休克,病情迅速恶化。多在现场或转运中死亡。

3.实验室检查 血白细胞增多,失血多时,红细胞、血红蛋白、血细胞比容下降。

4.辅助检查

(1)X线示腰大肌影模糊。

(2)腹腔穿刺和腹腔灌洗,穿出血性液体或灌洗液有较多白细胞。

(3)腹部B超:腹膜腔游离液体,可见其他伴随脏器损伤。

(4)CT检查有助于诊断,可见腹膜后血肿。

5.剖腹探查确定诊断。

二、治疗原则

(1)保守治疗:包括防治休克和感染,适用于:①实时B超检查血肿局限不再继续扩大;②一般情况好,症状轻;③脉搏、血压、体温正常;④WBC正常者。

(2)剖腹探查:血肿继续扩大,病情不稳定,甚至恶化者。

(3)应尽可能明确血肿来源,术中发现上腹部或结肠旁的腹膜后血肿,必须切开探查,以除外有关脏器损伤。

第五章　腹膜、网膜和腹膜后间隙疾病

第一节　原发性腹膜炎

原发性腹膜炎又称自发性腹膜炎,是指腹腔内无原发性疾病或感染病灶存在而发生的细菌性腹膜炎。多发生于患有严重慢性病的儿童,如慢性肾病、肝硬化合并腹水、系统性红斑狼疮,也可见于脾切除术后,女性儿童稍多,成人较少发生。病原菌多为溶血性链球菌和肺炎双球菌。感染途径以血行为主,也可来自肠管的细菌移位或女性生殖系统的淋巴侵入。多表现为弥漫性腹膜炎。

一、诊断标准

1.临床表现

(1)发病前可能有上呼吸道感染。

(2)突发腹痛,开始部位不定,很快弥漫至全腹,常伴高热、恶心、呕吐和腹胀。

(3)全身感染中毒症状。

(4)腹膜刺激征,移动性浊音阳性。肠鸣音减弱或消失。

2.诊断要点

(1)易患原发性腹膜炎的高危患者可出现急性腹痛和腹膜炎表现。

(2)女性患者要做妇科检查,了解有无生殖系统感染的病源。

(3)白细胞计数增高。

(4)腹腔穿刺液混浊,无臭味,镜检含有大量白细胞,涂片多为革兰阳性球菌。

(5)排除继发于腹腔原发病灶的继发性腹膜炎。

二、治疗原则

(1)诊断明确者,可先采用非手术治疗,静脉给予抗生素为主要治疗方法。选用针对革兰阳性球菌的抗生素或广谱抗生素,同时进行营养支持。

(2)非手术治疗无效,病情加重或不能除外继发性腹膜炎,应及时剖腹探查,明确诊断。如确为原发性腹膜炎,可先行腹腔引流,并根据脓液细菌培养结果采用敏感抗生素继续治疗。

(3)积极治疗控制原发或伴随疾病。

第二节　继发性腹膜炎

继发性腹膜炎是指腹膜由于受到来自腹腔内感染病灶、炎性渗出及胃肠道内容物的直接刺激和损害而发生急性炎症,也可以由腹部外伤和手术并发症引起。常见的原因有空腔脏器的穿孔,如急性阑尾炎合并穿孔、溃疡病急性穿孔。脏器的急性病变使大量炎性渗出,也可以刺激腹膜发生炎症,如急性蜂窝织炎性阑尾炎、急性胰腺炎及女性的急性附件炎。脏器缺血产生的渗出液同样可以刺激腹膜发炎,如绞窄性肠梗阻。腹腔出血也可导致腹膜炎,如肝癌破裂出血、宫外孕破裂等。

一、诊断标准

1.临床表现

(1)腹痛:为持续性。因病因不同,腹痛程度也不同。化学性腹膜炎腹痛最为剧烈,腹腔出血所致的腹痛最轻。腹痛的范围可局限,亦可弥漫,但均以原发病灶处最剧。

(2)消化道症状:一般均有恶心、呕吐,因肠蠕动减弱,患者多无排气或排便。若盆腔腹膜炎或直肠受到渗出液或脓液刺激,患者可有里急后重的感觉。

(3)体征:体温升高,脉搏增快,多超过 90 次/分。弥漫性腹膜炎的晚期,患者会出现感染中毒性休克的表现。腹式呼吸减弱甚至消失。腹膜刺激征视腹膜炎的范围和腹腔刺激物的性质而定,一般在原发病灶的部位压痛和腹肌紧张更为明显。肝浊音界缩小或消失,往往提示有空腔脏器穿孔,特别是上消化道。当腹腔渗出液较多时,可出现移动性浊音。肠鸣音减弱或消失。

2.诊断要点

(1)详细准确的询问病史,了解原发疾病。

(2)多从原发病灶处开始的持续性腹痛,而后可向其他部位弥漫。

(3)常伴有发热、恶心、呕吐、腹胀。

(4)腹式呼吸减弱,有腹膜刺激征,压痛区以原发病灶处明显,肠鸣音减弱或消失。

(5)白细胞计数增高,常在 14×10^9/L 以上,中性粒细胞比例超过 85%。

（6）消化道空腔脏器穿孔时，X线腹部检查可见膈下游离气体。

（7）腹腔或后穹窿穿刺抽出脓液，镜检多为杆菌。

（8）除外某些内科全身性疾病，如尿毒症、糖尿病危象、急性白血病等，以及原发性腹膜炎和腹膜后血肿或感染。

二、治疗原则

1.非手术治疗　适用于腹膜炎初期、病因不明确、病情较轻、炎症局限者。

（1）无休克状态下取半卧位。

（2）禁食、胃肠减压。

（3）静脉补液，注意预防酸碱平衡失调和电解质紊乱。

（4）选用广谱或针对杆菌和厌氧菌的抗生素。

（5）密切观察病情变化，做好手术前准备。

2.手术治疗　适用于病因明确，病情较重或经非手术治疗后病情无好转甚至加重者。

（1）于原发病灶附近选择手术切口，根据探查结果明确病因并对原发病灶进行相应处理。

（2）尽可能清除腹腔内渗出液及各种异物，并放置盆腔或腹腔引流管。

第三节　膈下脓肿

膈下脓肿是指位于膈肌以下、横结肠及其系膜以上的脓肿，由于可形成脓肿的间隙较多，是腹腔脓肿中较常见且处理最为困难的一种。膈下脓肿的病因主要有3种：弥漫性腹膜炎、上腹部手术后的并发症、邻近脏器的化脓性感染。腹腔感染性液体进入膈下间隙后，一般都可自行吸收。但如果患者抗感染能力下降，致病菌毒力强，间隙内积液不能及时排除，加上治疗不当，则约1/3的患者会形成膈下脓肿。脓液的性质因致病菌的不同而异，一般为以大肠埃希菌位于的混合性感染，为有臭味的灰白色黏稠脓液。肝上间隙的脓肿膈胸膜可出现反应性渗出。

一、诊断标准

1.临床表现

（1）原有疾病病情好转后又逐渐出现全身感染症状。

（2）上腹部胀满不适，上腹或下胸部隐痛，可牵扯肩背部或后腰部疼痛。

（3）脓肿刺激膈肌时，可出现顽固性呃逆。

（4）体温升高，开始为弛张热，渐变为稽留热。

（5）上腹部明显压痛和肌紧张者不足 50%，可有饱满感。

（6）肝区可有叩击痛，侧胸部或后腰有时出现指凹性水肿。

（7）患侧呼吸音减弱或出现湿啰音。

2.诊断要点

（1）弥漫性腹膜炎、临近脏器的化脓性感染，以及腹部手术，特别是上腹部手术后出现全身性感染中毒症状，如发热、乏力、消瘦。

（2）局部症状，如上腹或下胸部疼痛、牵涉痛及刺激症状等。

（3）患侧胸部及上腹部呼吸运动减退，局部深压痛或叩击痛，局部皮肤可凹性水肿。

（4）白细胞计数增高。

（5）X 线检查可见患侧膈肌上升、活动受限，可见膈下气液面及胸腔积液。

（6）B 超可确定有无脓腔，并可帮助定位进行穿刺化验。CT 检查可确定脓肿部位。

（7）除外肝脓肿和脓胸。

二、治疗原则

1.全身疗法　加强营养，补液维持水、电解质平衡。静脉应用广谱抗生素和抗厌氧菌药物或根据脓液培养结果选择抗生素。

2.脓肿穿刺　B 超引导下经皮穿刺插管引流术，并经导管注入抗生素。

3.手术引流　多数患者需手术引流，原则上选择腹膜外途径，以免污染腹腔和损伤肠管及胸膜。

（1）经腹前壁切口：适合于右肝上、右肝下位置靠前以及左膈下位置靠前的脓肿。

（2）经后腰部切口：适合于右肝下、右膈下靠后的脓肿。

（3）经胸壁切口：适合于右肝上间隙高位脓肿，为避免进入胸膜，需分两期进行。

第四节　盆腔脓肿

下腹部及盆腔脏器的化脓性感染及弥漫性腹膜炎或腹部手术后腹腔内有渗出，因体位原因，感染的液体易于向下流至盆腔的各间隙，形成盆腔脓肿。盆腔脓肿是较为常见的腹腔脓肿。

一、诊断标准

1.临床表现

（1）可有发热、脉搏快、乏力等表现，但全身感染中毒症状较轻。

（2）直肠或膀胱刺激征：里急后重，大便次数增多、带有脓液，尿频、排尿困难等。

（3）下腹部深压痛。

（4）直肠指诊常可触及向直肠内膨出的有压痛的包块。

2.诊断要点

（1）有弥漫性腹膜炎，特别是下腹部脏器的化脓性感染及近期腹部手术史。

（2）全身感染症状。

（3）直肠或膀胱刺激症状。

（4）直肠指诊触及压痛性包块。

（5）女性患者盆腔检查除外妇科疾病引起的炎性包块。

（6）直肠或女性后穹窿穿刺可抽出脓液。

（7）B超和CT检查可明确诊断和定位。

二、治疗原则

（1）主要采用全身性抗生素治疗，辅以热敷及物理疗法等。

（2）脓肿较大，感染症状重，而非手术治疗效果不佳时，可经直肠穿刺或切开引流，已婚妇女可采用后穹窿切开引流，脓肿位置高者可经耻骨上方引流。

第五节　腹腔内其他脓肿

腹腔内其他脓肿是腹腔内感染性液体积聚在腹腔其他间隙形成的脓肿，如溃疡病穿孔、化脓性阑尾炎引起的右下腹脓肿。弥漫性腹膜炎的渗出液在肠管之间和肠管肠系膜之间形成的肠间隙脓肿。

一、诊断标准

（1）急性腹膜炎恢复期或腹部手术后，体温持续增高或降后复升，出现全身感染症状。

（2）腹痛和（或）出现肠梗阻表现。

（3）脓肿部位可有压痛，脓肿较大时可触及包块。

（4）白细胞计数和中性粒细胞数增高。

（5）B超和CT检查有助于诊断和定位。

二、治疗原则

（1）主要采用抗生素、腹部热敷、理疗及中药治疗，促进脓肿吸收。

（2）对较大脓肿或上述治疗无效者可考虑剖腹探查引流。

第六节　大网膜囊肿

大网膜囊肿分为真性囊肿和假性囊肿。真性囊肿多数是由淋巴组织发展而成，内容物为浆液性。另一种是皮样囊肿，罕见。假性囊肿多在炎症反应以后发生，内容物较混浊或含血性液。

一、诊断标准

（1）一般无症状，囊肿较大时偶可出现腹部饱胀感。并发扭转或肠梗阻时，可发生剧烈腹痛。

（2）触及无痛性、可移动肿块，多在上腹部。

（3）腹部B超和CT检查有助于诊断。

二、治疗原则

手术切除囊肿或连同大网膜一并切除。

第七节　大网膜粘连综合征

腹部炎症或手术后，大网膜与下腹部的脏器或壁腹膜（多为切口下）相粘连、网膜纤维化和短缩，从而压迫横结肠，牵拉横结肠向下移位，以及牵拉腹膜，而引起一系列症状。

一、诊断标准

1.临床表现

（1）胃肠功能紊乱恶心、食后呕吐、腹胀。

（2）横结肠梗阻便秘,阵发性绞痛,蜷曲侧卧位常可缓解。

（3）腹膜牵拉症状腹内牵拉感,不能伸直躯干。

（4）下腹粘连处压痛,过度伸直躯干可引起切口瘢痕和上腹深部疼痛。

（5）钡灌肠检查有可能见右半结肠扩张、固定。

2.诊断要点

（1）腹部炎症或腹部手术史。

（2）具有上述临床症状和体征。

（3）钡灌肠检查有助于诊断。

二、治疗原则

对症状明显,影响健康和劳动者,可手术切除部分大网膜。

第八节　大网膜扭转

大网膜扭转分为原发性和继发性。原发性罕见,原因不清,可能与网膜解剖异常有关。剧烈活动、突然改变体位、过饱后引起胃肠蠕动、腹腔内压力的改变是引起扭转的诱因。继发性扭转通常是大网膜和腹腔内的病变(如肿物、炎性病灶粘连所致)按顺时针扭转1圈或数圈。大网膜扭转后可以发生充血、水肿、坏死,而引起腹膜刺激症状。

一、诊断标准

1.临床表现

（1）突发腹部绞痛,逐渐加重,部位多开始于脐周或全腹,逐渐局限于右腹部,活动可使疼痛加剧。

（2）腹部局限性压痛,反跳痛和肌紧张。

（3）体温不高。

2.诊断要点

（1）常有腹腔炎症或体位突发改变病史。

（2）具有上述症状和体征。

（3）白细胞计数中度升高。

（4）需排除急性胆囊炎、急性阑尾炎、小肠扭转和卵巢囊肿蒂扭转等疾病。

二、治疗原则

常需剖腹探查,切除扭转网膜,继发性扭转则需同时治疗原发病。

第九节　肠系膜囊肿

肠系膜囊肿临床上少见,可属于先天性发育异常,如肠源囊肿、结肠系膜浆液性囊肿、皮样囊肿;也可属于新生物类,如囊性淋巴管瘤;另外,还有寄生虫性囊肿、外伤性囊肿等。肠源性囊肿有肠道的黏膜上皮和肠壁的其他各层组织,最多见于回肠系膜。浆液性囊肿覆有间皮细胞,多发生在横结肠系膜和乙状结肠系膜,一般为单发性单房囊肿,囊液通常为黄白色或草黄色透明液体。囊性淋巴管瘤由多个扩张的淋巴管所组成,大小从 1～2cm 到 10cm 不等,多发生在肠系膜。

一、诊断标准

1.临床表现

(1)多见于儿童,一般无症状,囊肿增大、发生囊内出血或继发感染时可有隐痛或胀痛。

(2)腹部可触及表面光滑无痛的肿物,一般活动度大。

2.诊断要点

(1)主要以临床表现为依据。

(2)X 线钡餐检查可表现为肠管受压移位。

(3)B 超和 CT 或 MRI 检查可确定肿物的部位和区别囊实性,但有时不易与大网膜囊肿鉴别。

二、治疗原则

孤立的囊肿可做摘除术,与肠管关系密切和与系膜血管粘连者,可连同小肠一起切除。

第十节　肠系膜肿瘤

肠系膜肿瘤大多为实性肿物,分为良性和恶性,恶性肿瘤占实性肿物的 60%左右。良性肿瘤有神经纤维瘤、纤维瘤脂肪瘤、平滑肌瘤和血管瘤等;恶性肿瘤以恶性淋巴瘤最多见,其他主要是肉瘤。恶性肿瘤多发生在小肠系膜上。

一、诊断标准

1.临床表现

(1)多见于成人,可有腹部隐痛或胀痛,恶性肿瘤常伴有食欲减退、消瘦乏力、贫血和肠梗阻症状。

(2)腹部可触及肿物,恶性肿瘤多为表面不平、结节状、质地较硬的实性肿物,活动性差,如破溃则可有腹膜炎表现。

2.诊断要点

(1)主要依据临床表现。

(2)X线钡餐检查显示肠管受压、移位,如肠壁僵硬、钡剂通过困难或缓慢应考虑有恶性可能。

(3)腹部B超和CT或MRI检查有助于定位和定性。

二、治疗原则

(1)良性肿瘤可做肿瘤切除或连同相应的系膜及小肠一并切除。

(2)恶性肿瘤应尽可能做根治切除术,包括周围系膜和小肠,如已有转移可行姑息切除,以预防或缓解梗阻,术后采用化疗和放疗。

第十一节　非特异性肠系膜淋巴结炎

非特异性肠系膜淋巴结炎好发于儿童和青少年,病因不明,但发病前常有上呼吸道感染病史。由于末端回肠淋巴结丰富,因此是好发部位。病变淋巴结肿大、质软、呈孤立性分布,极少发生化脓。

一、诊断标准

1.临床表现

(1)腹痛是最主要的表现,多位于右下腹,常伴有发热,但一般不超过38.5℃,发热可先于腹痛出现。

(2)腹部压痛,多在右下腹,位于麦氏点的内上方,并可随体位的改变而改变,肌紧张少见。

2.诊断要点

（1）多发生在近期有上呼吸道感染儿童和青少年。

（2）右下腹疼痛伴发热。

（3）B超检查可为诊断提供帮助。

（4）除外急性阑尾炎和急性克罗恩病，但往往难以鉴别。

二、治疗原则

主要采用抗感染治疗，如治疗无效或出现腹膜炎体征或不能除外腹腔肿瘤时，可考虑剖腹探查，术中注意有无克罗恩病。

第十二节　腹膜假性黏液瘤

一、诊断标准

（1）常由卵巢假性黏液性囊肿或阑尾黏液囊肿破裂引起，是一种低度恶性的黏液腺癌。

（2）早期常有腹痛、恶心、呕吐；后期常有腹胀、便秘、消瘦、腹部肿块、腹水等症状。

（3）腹部膨隆，触诊时有揉面感。来自卵巢者妇科检查时可发现子宫附件有肿块或子宫直肠凹有肿物。

（4）腹腔穿刺可抽出黏性胶样物，CT检查可了解黏液性物质的分布情况。

二、治疗原则

（1）手术切除原发病灶。

（2）尽可能清除腹腔内假性黏液瘤及取出黏液状物，清除全部大网膜，必要时清除小网膜。

（3）术中腹腔内置管，术后注入化疗药物或配合腹腔热灌注治疗。

（4）肿瘤复发时可再次手术及腹腔内注射抗癌药物。

第十三节　腹膜间皮细胞瘤

一、诊断标准

（1）良性者表现为局限性生长缓慢的肿瘤，多发生于盆腔，早期无症状，长大后有压迫症状。

（2）恶性者呈弥漫性生长，有腹壁紧张、血性腹水等表现。

（3）确诊需靠病理组织学检查。

二、治疗原则

良性者手术切除效果好。恶性者可进行手术切除与腹腔内化疗相结合，但效果不佳。

第十四节　原发性腹膜后肿瘤

原发性腹膜后肿瘤主要来源于腹膜后间隙的脂肪、疏松结缔组织、筋膜、肌肉、血管、神经、淋巴组织及胚胎残留组织，约 80% 为恶性。良性肿瘤最常见的为纤维瘤，恶性肿瘤以神经纤维肉瘤、恶性神经鞘瘤及恶性淋巴瘤为多。

一、诊断标准

1.临床表现

（1）占位症状：腹部胀满感，上腹部巨大肿瘤可影响呼吸，如肿瘤内出血、坏死，可突然增大，使症状加重，并伴剧烈疼痛。

（2）压迫症状：主要为刺激症状。刺激胃产生恶心、呕吐；刺激直肠产生排便次数增加，里急后重感；刺激膀胱产生尿频、排尿紧迫感。压迫肠道、泌尿系可引起肠梗阻和肾盂积水症状，压迫或侵犯脏器和神经可引起腹背部、会阴和下肢疼痛，也可出现神经支配区皮肤知觉减退、麻木。压迫静脉和淋巴管引起回流障碍，出现阴囊、下肢水肿，腹壁静脉曲张。

（3）全身症状：体重减轻，食欲下降，发热，乏力，恶病质。恶性肿瘤出现症状较早。

（4）患者就诊时多可触及腹部或盆腔肿块，固定而深在。良性肿瘤体征少；恶性肿瘤可出现压痛、腹肌紧张、腹水、下肢浮肿等体征,个别可听到血管杂音。

2.诊断要点

(1)根据上述症状和体征可做出腹部包块的诊断。

(2)X线胃肠钡餐造影、钡灌肠及泌尿系造影有助于确定肿瘤部位。

(3)B超、CT、MRI和血管造影对肿瘤的定性、定位有一定帮助。

(4)确诊需做组织病理检查。

二、治疗原则

(1)手术切除是主要的治疗方法。由于本病有易于复发的特点,对于复发者如情况允许应再次行手术切除。

(2)对一些原发的未分化癌、恶性淋巴瘤采用放疗有一定效果,化疗对恶性淋巴瘤有效。

第六章 胃十二指肠疾病

第一节 胃十二指肠溃疡

胃、十二指肠局限性圆形或椭圆形的全层黏膜缺损,称为胃十二指肠溃疡(DU)。因溃疡的形成与胃酸-蛋白酶的消化作用有关,也称为消化性溃疡。溃疡的黏膜缺损超过黏膜肌层,不同于糜烂。消化性溃疡是人类的常见病,呈世界性分布,估计有10%的人口都患过此病。据胃镜检查发现率我国南方高于北方,城市高于农村。临床上十二指肠溃疡较胃溃疡多见,两者之比约为3∶1。十二指肠溃疡好发于青壮年,胃溃疡的发病年龄较迟,平均晚10年。消化性溃疡的发作有季节性,秋冬和冬春之交远比夏季常见。

一、诊断

(一)症状

1.腹痛　询问疼痛的病程及规律性,与进食之间的关系、诱因、缓解因素等,是否有泛酸、嗳气、恶心、呕吐等伴随症状,如突发上腹部刀割样剧烈疼痛并很快向全腹弥漫应该考虑急性穿孔。慢性穿透性溃疡疼痛往往剧烈并向腰背部放射。

2.呕血和(或)黑便　询问呕血和黑便的性状及量。注意有无头晕、冷汗、心悸、血压下降、脉率增快等表现。注意有无肝硬化,发病前有无剧烈呕吐。

3.呕吐　询问呕吐的特点,持续时间,与进食的关系,能否缓解,呕吐物性状及量,特别注意是否呕吐隔夜宿食,是否含有胆汁。

4.消瘦、贫血、腹泻　注意患者近期体重变化,排便次数及大便性状,有无头晕、乏力、血红蛋白和(或)红细胞进行性下降等表现。

(二)体征

1.一般情况　患者可有消瘦、贫血或营养不良,特别是有并发症者。大出血时有血流动力学不稳定表现。幽门梗阻可并发水电解质失衡表现。溃疡急性穿孔的患者晚期可表现为中毒性休克。

2.腹部检查　腹部局限性压痛,十二指肠溃疡压痛点位于剑突下偏右,胃溃疡压痛点位于剑突下。幽门梗阻时可见胃型、胃蠕动波、振水音。急性穿孔时有压痛、肌紧张、反跳痛等腹膜炎体征,肝浊音界消失或缩小,移动性浊音,肠鸣音减弱,腹腔穿刺可见胃肠内容物。大出血时腹胀,肠鸣音活跃。

(三)检查

1.幽门螺杆菌(Hp)检测　Hp 感染的诊断已成为消化性溃疡的常规检测项目,其方法可分为侵入性和非侵入性两大类,前者须做胃镜检查和胃黏膜活检,可同时确定存在的胃十二指肠疾病,后者仅提供有无 Hp 感染的信息。90%的十二指肠溃疡患者和 75%胃溃疡患者并发幽门螺杆菌感染。尿素酶试验是幽门螺杆菌简便快速的检测方法,可以于胃镜检食时对窦部活检组织进行检测。组织学检查是诊断的金指标。非侵入性检验包括血清免疫球蛋白试验和同位素标记尿素呼吸试验。

2.胃液分析　DU 患者的胃酸分泌正常或低于正常,部分 DU 患者则增多,但与正常人均有很大重叠。故胃液分析对消化性溃疡诊断和鉴别诊断价值不大。目前主要用于促胃液素恼的辅助诊断,如果 BAO 每小时>15mmol、MAO 每小时>60mmol,BAO/MAO 比值>60%,提示有促胃液素瘤之可能。

3.血清促胃液素测定　消化性溃疡时血清促胃液素较正常人稍高,但诊断意义不大,故不应列为常规。但如怀疑有促胃液素瘤,应做此项测定。血清促胃液素值一般与胃酸分泌呈反比,胃酸低,促胃液素高;胃酸高,促胃液素低;促胃液索瘤时则两者同时升高。

4.X 线钡餐检查　气钡双重对比造影能更好地显示黏膜像。溃疡的 X 线影像有直接和间接两种:龛影是直接影像。对溃疡诊断有确诊价值。良性溃疡凸出于胃十二指肠钡剂轮廓之外,在其周围常见一光滑环堤。其外为辐射状黏膜皱襞。间接影像包括局部压痛、胃大弯侧痉挛性切迹、十二指肠壶腹部激惹和球部畸形等,间接影像仅提示有溃疡。

5.胃镜检查和黏膜活检　胃镜检查不仅可对胃十二指肠黏膜直接观察、摄影,还可在直视下取活检做病理检查和 Hp 检测。

(四)诊断要点

(1)详细地询问病史及全面的体格检查仍是胃十二指肠溃疡临床诊断的最基本方法。

(2)根据本病的周期性发作、节律性上腹痛、慢性病程、进食及服用抗酸药物可使症状缓解等典型表现,通常可做出临床诊断。

（3）反复发作的典型症状以及 X 线钡餐和（或）纤维胃镜检查阳性可以确诊。

（4）X 线钡餐检查可作为胃十二指肠溃疡诊断的初步依据。

（5）胃镜已成为溃疡病的主要诊断手段。纤维胃镜不仅能直接观察溃疡形状，还可以取活体组织做病理检查。电子胃镜的出现，使图像记录得到很大的改善。超声胃镜可对胃壁的深层损伤进行扫描，在溃疡病的诊断和鉴别诊断中发挥越来越大的作用。

（五）鉴别诊断

1.**胃癌**　对于年龄较大，典型溃疡症状消失取而代之不规则持续疼痛或症状日益加重、饮食习惯改变、腹泻、体重减轻、消瘦乏力、贫血等表现，需提高警惕。胃镜结合病理学检查是唯一可靠的诊断方法。

2.**急、慢性胆管疾病**　胆囊炎、胆囊结石引起腹痛与体征均以右上腹为明显，疼痛可放射至右肩，可伴黄疸，超声检查有助鉴别诊断。

3.**胃泌素瘤**　亦称 Zollinger-Ellison 综合征，是胰腺非 B 细胞瘤分泌大量胃泌素所致。胃泌素可刺激壁细胞引起增生，分泌大量胃酸。经过正规治疗后溃疡复发，多发性溃疡，溃疡位于不寻常的部位，如十二指肠第 2、3 部和并发症需要外科治疗时，应该排除 Zollinger-Ellison 综合征。患者有过高胃酸分泌及空腹血清胃泌素＞200pg/ml（通常＞500pg/ml）。

4.**功能性消化不良**　指有消化不良的症状而无溃疡及其他器质性疾病（如肝、胆、胰腺疾病）者而言，检查可完全正常或只有轻度胃炎。此症颇常见，多见于年轻女性。表现为餐后上腹饱胀、嗳气、泛酸、恶心和食欲减退等，有时症状酷似消化性溃疡。与消化性溃疡的鉴别需要做 X 线和胃镜检查。

5.**钩虫病**　钩虫寄居于十二指肠，可引起十二指肠炎、渗血，甚至出现黑便。症状可酷似十二指肠溃疡。胃镜检查在十二指肠降部可找到钩虫和出血点。凡来自农村而有消化不良及贫血者，应常规粪检寻找钩虫卵，阳性者应进行驱虫治疗。

二、治疗

消化性溃疡发生是由于对胃、十二指肠黏膜有损伤作用的侵袭因素与黏膜自身的防御能力之间失去平衡的结果。因此，治疗消化性溃疡的策略是减少侵袭因素，增强胃、十二指肠黏膜的防御能力。治疗的目标是消除症状，促进愈合，防止复发。

（一）一般治疗

保持良好的生活规律：调整精神状态，避免过度疲劳和紧张；改善饮食习惯，不要暴饮暴食,避免辛辣、刺激饮食;戒烟、戒酒,尽量避免使用对胃黏膜有损害的药物,如非甾体抗炎药、肾上腺皮质激素、抗肿瘤药物等。

(二)药物治疗

1.抗酸药物

(1)制酸剂:制酸剂为一类弱碱性药物,可以中和胃酸,抑制胃蛋白酶活力,缓解溃疡疼痛,能促进溃疡愈合。主要有碳酸氢钠、碳酸钙、氧化镁、氢氧化铝、三硅酸镁、铝碳酸镁等。目前常用铝镁复合制剂,含氢氧化铝较多时常常导致便秘,含氢氧化镁较多时则可引起腹泻。心、肾疾病患者慎用。其中,铝碳酸镁兼有抗酸和保护胃黏膜作用,能迅速中和胃酸,缓解溃疡症状,促进溃疡愈合,其疗效与其他胃黏膜保护药相似,不良反应很少。铝碳酸镁咀嚼片:500～1000mg,每日3～4次,餐后及睡前服。格列吡嗪:15ml,3餐后1h加睡前各服1次,每日3～4次。神黄钠铝(利乃沁):2粒,每日3次。维U颠茄铝镁(斯达舒):1粒,每日3次。由于其铝含量极低,且为大分子结构,因此几乎没有铝的吸收。抗酸药剂型以液体(凝胶溶液)最好,粉剂次之,片剂较差,片剂应嚼碎服用。

(2)抗胆碱能药物:是一类对毒蕈碱受体具有拮抗作用的药物。可以阻断乙酰胆碱的功能,抑制胃酸、胃蛋白酶分泌,解痉镇痛,降低胃肠运动性和胃的排空速率等作用。常用药:阿托品、山莨菪碱(654-2)、颠茄、溴丙胺太林等,但此类药可以导致胃潴留和胃泌素分泌增加,对胃溃疡不利。另外,还可引起心慌、口干、腹胀、便秘、排尿困难等,目前临床已较少使用。一种新的抗胆碱能药物——哌仑西平上市,不良反应较小,常用剂量50mg,每日2次,疗程4～6周。

(3)H_2受体拮抗药(H_2-RA):H_2受体拮抗药竞争性和选择性地抑制组胺与H_2受体结合,从而抑制细胞内cAMP浓度和壁细胞分泌胃酸,达到抑制胃酸分泌的作用。目前常用的包括第一代产品西咪替丁0.8g,每日1次;3餐后各服0.2g,临睡前服0.4g;雷尼替丁150mg,每日2次;法莫替丁20mg,每日2次;空腹服用。目前罗沙替丁、尼扎替丁也已开始使用,抑酸作用强,不良反应少。在作用强度和作用时间方面均有显著优势。常见的不良反应有腹胀、口干、头晕、头痛;少见的不良反应有白细胞计数减少、男性乳房发育等。

(4)质子泵抑制药(PPI):即H^+-K^+-ATP酶抑制药,抑制基础胃酸分泌和各种刺激引起的胃酸分泌。具有强有力的抑酸作用,是西咪替丁的8～20倍。主要PPI有:奥美拉唑每日20～40mg;兰索拉唑每日30～60mg;泮托拉唑每日40mg;艾索美拉唑20～40mg;雷贝拉唑10～20mg;早晚空腹服用。对H-RA疗效不佳的患者也有效,不良反应少,可有头晕、恶心等,极少见有白细胞计数减少。质子泵抑制药的使用使许多以前认为难治性溃疡都得到痊愈,是一种比较安全的药物。

(5)胃泌素受体拮抗药:丙谷胺能竞争性的拮抗胃泌素与壁细胞上的胃泌素受体结合,从而抑制胃酸分泌,另外还有促进胆汁分泌作用。适合消化性溃疡伴有胆囊炎、胆石症患者,常用剂量 400mg,每日 3 次,疗程 4～6 周。不良反应有偶见失眠、乏力、口干、头晕等。

2.黏膜保护药　胃黏膜保护作用的减弱是溃疡形成的重要因素,加强胃黏膜保护作用,促进胃黏膜的修复是治疗 PU 的重要环节之一。常用黏膜保护药有硫糖铝、铋剂、前列腺素 E 及近年来颇受重视的铝碳酸镁等。此类药物可能主要通过促进黏液和碳酸氢盐分泌及改善黏膜血流等发挥作用。

(1)铋剂:铋剂主要是在酸性环境中与溃疡面的蛋白质起螯合作用,保护胃黏膜,促进溃疡愈合,无抗酸作用,但具有较强杀灭 Hp 作用。目前常用枸橼酸铋钾(CBS)即胶体次枸橼酸铋和胶体果胶铋等。常用量:枸橼酸铋钾(得乐)110mg,每日 4 次,分别于 3 餐前和睡前口服;胶体果胶铋(德诺)240mg,每日 2 次,分别于早餐前和睡前口服,8 周为 1 个疗程。不良反应少见,但服药可使大便变黑。此药所含铋剂有蓄积作用,应避免长期服用,严重肾功能不全者忌用该药,老年人和儿童应严格掌握疗程。少数患者服药后出现便秘、恶心、一过性血清转氨酶升高等。

(2)硫糖铝:硫糖铝是蔗糖硫酸酯的碱式铝盐。可与溃疡面上渗出的蛋白质相结合,形成保护膜,阻止胃酸、胃蛋白酶和胆汁酸继续侵袭溃疡面,有利于黏膜再生和溃疡愈合。此外,硫糖铝还可以刺激内源性前列腺素的合成和释放,尤其适合于残胃溃疡和残胃炎。常用剂量每日 4g,分别于 3 餐前和睡前 1h 口服,连服 4～6 周为 1 个疗程。硫糖铝的不良反应较少,少数患者可出现便秘,硫糖铝不宜与食物、抗酸药或其他药物同服。

(3)前列腺素 E:前列腺素有细胞保护、修复胃黏膜屏障、抑制胃酸分泌作用,是目前预防和治疗非甾体抗炎药引起的胃和十二指肠黏膜损伤最有效的药。米索前列醇和恩前列腺素已应用于临床。米索前列醇(喜克溃):常用量 200μg,每日 4 次,3 餐前和睡前口服,疗程 4～8 周。常见的不良反应是腹部不适和腹泻,其具有收缩妊娠子宫的作用,孕妇禁用。有脑血管病和冠心病者慎用。

(4)甘珀酸(生胃酮):每次 50mg,每日 3 次。

(5)替普瑞酮:为新型胃黏膜保护剂。每次 50mg,每日 3 次。

(6)胸腺蛋白(欣洛维):具有促进胃黏液分泌及增强胃黏膜屏障作用,也被用于消化性溃疡的治疗。每次 30mg,每日 2 次。

3.清除幽门螺杆菌(Hp)的药物　治疗 Hp 感染的药物主要是抗生素,包括诺氧沙星、呋喃唑酮(痢特灵)、氨苄西林、甲硝唑、庆大霉素、克拉霉素等。铋剂、质子泵抑制药(PPI)、硫糖铝等也有一定的抗菌活性。中药乌梅、大黄、黄连等也有抗菌作用。提高 Hp 根除率的有效方法是联合用药。质子泵抑制药与抗生素联合应用，能提高后者抗 Hp 的疗效。方案一为 PPI＋两种抗生素：①PPI 标准剂量＋克拉霉素 0.5g＋阿莫西林 1.0g，每日 2 次，疗程 1 周；②PPI 标准剂量＋阿莫西林 1.0g＋甲硝唑 0.4g，每日 2 次，疗程 1 周；③PPI 标准剂量＋克拉霉素 0.25g＋甲硝唑 0.4g，每日 2 次，疗程 1 周。方案二为铋剂＋两种抗生素：①铋剂标准剂量＋阿莫西林 0.5g(或四环素 0.5g)＋甲硝唑 0.4g，每日 2 次，疗程 2 周；②铋剂标准剂量＋克拉霉素 0.25g＋甲硝唑 0.4g，每日 2 次，疗程 1 周。

PPI 标准剂量：奥美拉唑 20mg、兰索拉唑 30mg、泮托拉唑 40mg、艾索美拉唑 20mg、雷贝拉唑 10mg。铋剂标准剂量：胶体次枸橼酸铋(得乐)220mg、胶体果胶铋(德诺)240mg。如果根除失败，则选用 PPI＋铋剂＋两种抗生素四联疗法，作为二线疗法补救。方案中甲硝唑可用替硝唑 0.5g、呋喃唑酮 0.1g 替代。

治疗过程中有些患者会出现腹部不适、恶心、腹泻等，极少见有头晕、头痛等反应，属抗生素的消化道反应，停药后会消失，严重者可更换抗生素。

(三)手术治疗

1.十二指肠溃疡

(1)手术适应证：无严重并发症的十二指肠溃疡以内科治疗为主，外科治疗的重点是对其并发症的处理。适应证：①十二指肠溃疡出现的并发症，溃疡急性穿孔、大出血或瘢痕性幽门梗阻；②内科治疗无效，经应用抑酸药和抗幽门螺杆菌药物的正规内科治疗，停药 4 周后经纤维胃镜复查溃疡未愈者，再重复治疗共 3 个疗程，溃疡仍不愈合者，视为内科治疗无效。

(2)手术方法：胃大部切除术或高选择性迷走神经切断术。

2.胃溃疡

(1)手术适应证：①经过短期(4～6 周)内科治疗无效。②内科治疗后溃疡愈合且继续用药，但溃疡复发者，特别是 6～12 个月复发者。③发生溃疡出血、幽门梗阻及溃疡穿孔。④胃十二指肠复合溃疡。⑤直径 2.5cm 以上的巨大溃疡或疑为恶变者。⑥年龄超过 45 岁的胃溃疡患者。

(2)手术方法：首选术式为胃大部切除术。高位胃溃疡可做高选择性迷走神经切断加幽门成形术等。

三、病情观察

1.术前　患者对药物及非手术治疗的反应：溃疡大出血患者观察生命体征，呕血量、大便的量，血细胞比容，RBC、HB 的变化；幽门梗阻患者观察呕吐物或胃肠减压物的性状和量，胃型、蠕动波及震水声，腹部有无包块，有无脱水及电解质紊乱；溃疡急性穿孔的患者除观察生命体征外，更重要的是腹部体征，注意腹痛、肌紧张、反跳痛的范围，其他还包括 WBC 及中性粒细胞计数。

2.术后　一般情况及生命体征：体温、脉搏、血压、呼吸、氧饱和度；神志、反应；发绀；有无黄疸；营养状况等。腹部情况，胃管引流的性状和量，排便、排气情况，呕吐、呃逆，腹腔引流液及进食情况。

四、病历记录

（1）患者病情重、变化快，病历要及时记录患者病情的动态变化，以及医护人员的处理方案。

（2）向患者及其家属交代病情要有记录，重要的检查和治疗要有患方知情同意签字。

五、注意事项

1.医患沟通

（1）告知患者及其家属对患者的诊断及可能诊断。诊断不确定时应注意留有余地。

（2）术前详细交代拟行手术方案，阐明术中及术后可能发生的并发症，尽可能避免遗漏。征得患者及其家属同意并签字后方可手术。

（3）手术过程中如改变手术方案，应及时通知患者家属或委托代理人，征得同意后方可实施并记录在案，家属签字。如手术中误伤脾脏或结肠中动脉，须行脾切除后结肠切除时，务必征得家属同意。

（4）患者病情变化或发生并发症时应及时告知患者及其家属，针对并发症的处理方案也应征得同意。

2.经验指导

（1）有 10%～15% 的消化性溃疡临床上无症状，称为"沉默溃疡"，有些患者往往以上消化道出血或溃疡穿孔就诊。因此，并不能因为没有溃疡病史而排除此病。

（2）直径＞2.5cm 胃溃疡或位于胃大弯的溃疡绝大多数为恶性病变。胃镜能够直接观察病变,可以进行组织活检而胃溃疡的诊断非常有价值,有利于排除恶性病变及幽门螺杆菌检测。在临床上较钡餐检查更受推崇。溃疡出血时除了诊断外,还可以对出血部位进行介入治疗。

（3）近年由于纤维内镜技术的日益完善,胃酸分泌机制的阐明及幽门螺杆菌作为重要致病因子的认识,溃疡病的内科疗法效果明显提高,所谓"难治性溃疡病"很少见到,故外科治疗的重点应是对并发症的处理。

（4）针对消化性溃疡的手术有多种,临床应根据患者的情况、手术医师的经验和水平,以及医院的条件选择国内和欧美在手术方式的选择上有不同,欧美多推崇迷走神经切断手术,而国内多施行胃切除手术。原因除了医师对手术的理解和习惯外,人种和饮食习惯方面的差异也是因素之一。

（5）胃切除范围,应根据解剖边界客观确定。胃切除的手术方式也有多种,很难评价各种术式之间的优劣。在选择恰当的术式同时,应该更注重手术完成的质量。

（6）需外科处理的患者,也有部分患者可经非手术治疗而缓解,再经内科规则治疗而痊愈:①活动性溃疡所致的痉挛性和炎症水肿性幽门梗阻。②溃疡少量出血,可在内、外科严密观察下止血。③空腹溃疡小穿孔,患者一般情况好、年轻、主要脏器无疾病,溃疡病史较短,症状和体征轻的,可采用半卧位、胃肠减压、输液及抗生素治疗。

第二节　胃癌

胃癌是最常见的胃肿瘤,系源于上皮的恶性肿瘤,即胃腺癌。在胃的恶性肿瘤中,腺癌占95％。这也是最常见的消化道恶性肿瘤,胃癌虽然是全球性疾病,但两性间、不同年龄间、各国家地区间、各种族间、甚至同一地区不同时期的发病率都有较大差异。男性居多,男性女性之比为(2～3)：1。发病年龄多属中老年,青少年较少。我国的发病率较高,不同地区间也还有较大差别,一般北方比南方高,沿海比内地高。随着社会经济的不断发展,胃癌的发病率呈现下降的趋势。

一、诊断

（一）症状与体征

1.早期胃癌　多见于30岁以上的患者,有慢性胃痛或上腹部胀满病史,近期加重或疼痛规律改变而又有上腹部轻压痛。另外,虽无胃病史,但有原因不明的消瘦、黑便或有食欲减退、乏力、上腹饱满、嗳气、恶心、呕吐、泛酸、贫血等症状时,需要进一步检查排除早期胃癌。

2.进展期胃癌　①最早和最常见的症状是上腹胀痛,进展期上腹痛规律改变,上腹痛向腰背部放射时,与肿瘤累及胰腺有关;穿孔时剧痛难忍。②消瘦、乏力、食欲减退。③恶心、呕吐,胃癌引起的梗阻或胃功能紊乱所致。④上消化道出血,呕血、黑便,小量者仅粪便隐血阳性,可有贫血表现。⑤腹部包块,上腹部包块。直肠前凹包块、脐部和左锁骨上淋巴结大(约10%)与肿瘤转移有关。

3.胃癌的伴癌综合征　指胃癌细胞直接或间接产生的某些特殊激素和生理活性产物所致的特殊临床表现,并非肿瘤本身浸润、转移的机械作用所造成的表现。有时可出现在胃癌确诊之前:①皮肤黏膜,痛痒感、痒疹、带状疱疹、皮肌炎、黑棘皮病;②内分泌与代谢,低T_3综合征、雌激素升高、皮质醇增多症、类癌综合征;③神经肌肉综合征,癌症引起非转移性神经疾病称"副肿瘤综合征"或称癌对神经系统的"远隔作用",同时又有肌肉病变的称癌性神经肌病。约3%的男性胃癌和13%的女性胃癌患者具有神经肌肉系统异常,常见的是亚急性或慢性多远端感觉运动性神经病。

(二)检查

为提高胃癌早期诊断率,联合应用纤维胃镜检查、X线钡餐检查和胃液细胞学检查,可使胃癌早期诊断率提高达98%。

1.纤维胃镜检查　可直视下发现病灶,还可摄像及取活组织检查,诊断正确率可达90%以上。胃镜下早期癌可呈现一片变色的黏膜,局部黏膜呈颗粒状粗糙不平或呈轻度隆起或凹陷,有僵直感。胃镜下应估计癌肿大小,直径<1cm称小胃癌,直径<0.5cm称微小胃癌。胃镜下喷0.5%亚甲蓝,病变处着色,有助于指导活检。

2.X线钡餐检查　若用加压投照、气钡双重对比和低张造影,使早期胃癌确诊率达89%。肿块型癌表现为突向腔内的不规则充盈缺损;溃疡型癌则表现为形态不整的龛影,胃壁僵硬,蠕动波不能通过或邻近黏膜呈杆状中断;弥漫型癌可见胃黏膜皱襞粗乱,胃壁僵硬,蠕动波消失,呈狭窄的"革袋状"胃。胃溃疡和恶性溃疡的X线检查鉴别见表6-1。

表 6-1　**胃溃疡和恶性溃疡的 X 线鉴别**

项目	胃溃疡	恶性溃疡
溃疡大小	多数直径小于 2.5cm	多数直径大于 2.5cm
溃疡部位	常见于胃小弯直位部和胃窦部小弯侧	常见于胃小弯横部、贲门附近和胃大弯侧
溃疡形状	圆形或椭圆形龛影,边缘平滑,龛影突出于胃轮廓以外	龛影不规则,边界不整齐,龛影在胃轮廓以内呈充盈缺损
溃疡壁及周围黏膜特征	不僵硬,蠕动波可通过溃疡,多数没有"半月征",溃疡周围黏膜变平或呈星状排列向溃疡集中	僵硬,蠕动波不能通过,常见有"半月征",溃疡周围黏膜粗乱或消失
胃的形态治疗反应	因痉挛变形,症状缓解后消失,龛影缩小,以至消失	变形严重,可于多次检查无变化或逐渐恶化龛影变化不大或可稍见小但不消失

3.细胞学检查　用纤维光束胃镜直接冲洗或摩擦法,将抽出液离心沉淀涂片找癌细胞。

此外,胃癌患者胃液分析多显示游离酸缺乏或减少,经注射组胺后,游离酸改变仍不明显。粪便隐血试验多呈持续阳性,均有助于胃癌的诊断。血清癌胚抗原(CEA)对诊断意义不大,胃液 CEA 约 50% 患者超过 100ng/ml。癌基因研究表明,p53 基因表达为早期胃癌和判断胃癌预后有效指标。

4.超声检查

(1)腹部超声:对胃外肿块可在其表面见到增厚的胃壁,对黏膜下肿块则在其表面见于 1～3 层胃壁结构;可鉴别胃平滑肌瘤或肉瘤;可判断胃癌对胃壁浸润深度和广度;可判断胃癌的胃外侵犯及肝、淋巴结的转移情况。

(2)内镜超声:可直接在腔内检查胃壁,将胃壁的解剖层次分为 5 层超声图像,有助于术前临床分期。

（三）诊断要点

(1)上腹痛,无规律,与饮食无关。

(2)梗阻感,此多为贲门部癌。

(3)呕吐、呕血、黑便。

(4)体重减轻。

(5)上腹部扪及肿块。

(6)钡剂造影可见充盈缺损。

（7）胃镜活检进行病理学诊断。

病史询问，体格检查，胃镜及 X 线检查仍然为主要诊断方法。近年超声胃镜使用，用胃壁 5 层回声带差别，判断胃癌浸润深度及壁外淋巴结大，提高诊断精确性。

（四）鉴别诊断

1.腹部病变　不少胃癌患者以困倦乏力、颜面苍白等贫血症状而就诊，因忽略了腹部症状，从而影响了思维的方向。此时除要进行贫血的鉴别外，更须注意有无腹部不适的病史，应认真收集、分析病史。

2.胃部疾病　由于胃癌，尤其是早期胃癌上腹不适的症状不明显，定位不明确，需与胆囊炎、胆石症状等胆管疾病和胰腺炎等相鉴别。

3.良性与恶性病变的鉴别　主要是胃炎、十二指肠溃疡和胃癌的鉴别，除依据病史、体征和资料得出初步诊断外，术前主要依靠胃镜活检判断。

二、治疗

1.胃癌的手术治疗

（1）根治性切除术：①胃近端大部切除、胃远端大部切除或全胃切除，前两者的胃切断线均要求距肿瘤肉眼边缘 5cm，而且均应切除胃组织的 3/4～4/5。胃近端大部切除及全胃切除均应切除食管下端 3～4cm。胃远端大部切除、全胃切除均应切除十二指肠第一段 3～4cm。这三种胃切除均必须将小网膜、大网膜连同横结肠系膜前叶、胰腺被膜一并整块切除。胃周淋巴结清除范围以 D 表示，如胃切除、第一站淋巴结（N_1）未完全清除者为 D_0 胃切除，N_1 已全部清除者称 D_1 胃切除术，N_2 完全清除者为 D_2 胃切除术，依次为 D_3 胃切除术。②胃癌扩大根治术，是包括胰体、尾及脾在内的根治性胃大部切除或全胃切除术。③联合脏器切除，胃窦、体部后壁癌，若侵及横结肠系膜、结肠中动、静脉或直接侵及横结肠，应联合切除横结肠。当胃癌直接蔓延侵及肝脏或发生肝转移且局限于一侧肝叶时，可联合肝切除术。④对早期胃癌可行内镜下根治性癌灶切除或腹腔镜下胃局部切除术。

（2）姑息性切除术：常用于年老体弱患者或胃癌大出血、穿孔，病情严重不能耐受根治性手术者，仅行胃癌原发病灶的局部姑息性切除。对于肿瘤已有广泛转移，不能彻底切除，而原发肿瘤尚可切除者，也应行姑息性切除。

（3）短路手术：如肿瘤不能切除但伴有幽门梗阻者，可行胃空肠吻合，以解决患者的进食问题。

2.化学疗法

（1）全身化疗：化疗应在术后 3 周左右开始，尽量采用联合用药。常用的化疗方案联合用药和单一用药。

联合用药：①FAM 方案，氟尿嘧啶 $600mg/m^2$ 体表面积，静脉滴注，第 1、2、5、6 周；阿霉素 $30mg/m^2$ 体表面积，静脉注射，第 1、5 周；丝裂霉素 $10mg/m^2$ 体表面积，静脉注射，第 1 周。6 周为 1 个疗程。②ELF 方案，叶酸钙 $200mg/m^2$ 体表面积，先静脉注射，氟尿嘧啶 $500mg/m^2$ 体表面积，静脉滴注，第 1、2、3 日，依托泊苷（VP-16）静脉滴注，第 1、2、3 日。每 3～4 周为 1 个疗程。

单一用药：尿嘧啶替加氟片（优福定），每次 3 片，每日 3 次，总量 20～30g，替加氟（哺氟啶）100～$150mg/m^2$ 体表面积，每日 3 次口服，总量 40g。

（2）术中腹腔内温热化疗和术后腹腔内化疗均可提高生存率。

3.胃癌的其他治疗　包括放射治疗、免疫治疗、热疗、中医中药治疗等。其中胃癌的免疫治疗发展较快。从传统的非特异性生物反应调节剂的应用（如香菇多糖、干扰素、肿瘤坏死因子等）发展到临床应用过继性免疫治疗［如淋巴细胞激活后杀伤细胞（LAK）、肿瘤浸润淋巴细胞（TIL）］等，在治疗中起到一定的疗效。

三、病情观察

（1）观察贫血情况。

（2）观察腹部不适的情况。

（3）观察化疗患者的情况：血常规及肝功能检查情况。

（4）观察患者的大便情况。

（5）术后观察引流情况。

（6）观察患者肠道通气情况。

四、病历记录

（1）有无慢性胃病史，家族内是否有消化道肿瘤患者。

（2）记录胃镜检查和组织活检定性的结果。

（3）记录超声检查结果，是否有肝、胰转移。

（4）记录患者化疗期间的反应。

（5）对患者的诊疗方案要有记录。

（6）记录医患沟通情况。

五、注意事项

1.医患沟通

（1）胃癌治疗效果较差，手术大，可能出现的并发症多，医患沟通既要树立患者战胜疾病的信念,又要让患者对疾病的严重性有所认识。

(2)医患交流要增进患者对医师的信任,让患者明白医患双方有着共同的目标,即患者早日康复。

(3)对患者要多鼓励。

(4)对患者的病情变化趋势不做预测,不做肯定或否定的回答。

2.经验指导

(1)通过 X 线钡餐检查和纤维胃镜加活组织检查,诊断各期胃癌已不再困难。但由于早期胃癌无特异性症状,患者的就诊率低,故目前国内大中型医院中早期胃癌占胃癌总例数的比例还不到 10%。

(2)对有胃癌家庭史或原有胃病史的人群定期检查。

(3)对 40 岁以上有上消化道症状而又无胆道系统疾病者,以及有原因不明的消化道慢性失血者、短期内体重明显减轻食欲减退者也应做胃的相关检查,以防漏诊胃癌。

(4)手术是治疗胃癌的主要方法,但是否有手术适应证取决于两个方面,即患者能否耐受手术和手术预期的效果,如高龄患者,有心肺功能不全或肿瘤浸润生长,已有远位转移,但尚无出血、梗阻等并发症等情况,均不宜勉强手术。一般患者,均应按照胃癌分期及个体化原则,制订治疗方案,争取及早手术治疗。

(5)提倡早期肠内营养,可在术前置入营养管。

(6)胃癌是一种全身性疾病,常伴浸润和转移,仅局部治疗不易根除。必须从整体考虑,制订综合性治疗方案,在进行彻底性胃癌手术治疗的前提下,结合患者的全身情况及肿瘤的病理分型和临床分期,选择相应的化疗、放疗和免疫治疗等综合性治疗方法,提高治疗效果。

第三节　先天性肥厚性幽门狭窄

先天性肥厚性幽门狭窄是新生儿期常见疾病,占消化道畸形的第三位,本病多见于婴儿出生后头 6 个月内,中国发病率为 3‰。以男性居多,男女之比约(4～5):1。

一、诊断

1.症状　出生后第 2～3 周,喂食后进行性、渐进性、喷射状呕吐,无胆汁。

2.体检　典型临床表现为上腹部可见胃蠕动波,幽门部可触及橄榄状肿物。

3.实验室检查　可出现低钾低氯性碱中毒。

4.辅助检查　B超示幽门肌层厚度≥0.4cm,幽门管长度≥1.6cm,幽门管直径≥1.5cm。X线钡餐示幽门管腔增长、狭细、胃扩张、幽门口呈鸟喙状、胃蠕动增强、排空延迟。

二、鉴别诊断

通过其典型症状及辅助检查,与伴呕吐症状的有关婴儿疾病进行鉴别诊断,如:伴颅内压增高的中枢神经系统疾病、肠梗阻、食管裂孔疝、胃肠炎等。

三、治疗原则

1.术前准备　应充分纠正低钾低氯性碱中毒、改善营养不良。

2.术式选择　幽门环肌切开术。

第四节　十二指肠憩室

十二指肠憩室在胃肠憩室中居第2位,为仅次于结肠憩室的常见部位。本病多发生于40~60岁中年人,男性略多于女性。90%以上的憩室并不产生症状而于X线钡餐检查或胃镜检查时发现。仅少数患者可出现梗阻、穿孔、出血等症状。

一、诊断

1.症状　无特异性临床表现,约10%可出现临床症状,上腹部饱胀是较常见的症状,伴有嗳气和隐痛。多在憩室有并发症时出现症状,引流不畅时可出现中上腹部不适、腹胀、甚至出现部分梗阻症状。憩室炎可继发溃疡、穿孔及出血。乳头附近憩室可能造成胆道梗阻及胰腺炎。憩室穿孔后,呈现腹膜炎症状。

2.体检　无特殊体征。

3.辅助检查　X线上消化道造影憩室典型征象可确诊,纤维十二指肠镜可明确憩室的开口,了解憩室与十二指肠乳头的关系,同时可行胰胆管造影明确其与胰胆管关系,为决定手术方案提供依据。CT可显示突入胰实质内憩室。

二、鉴别诊断

因消化道症状进行检查发现憩室,确诊应慎重。必须排除消化道其他可引起类似症状的疾病。

三、治疗原则

1.无临床症状　不需治疗。

2.临床症状　由憩室引起,可采用饮食调节、抑酸、解痉、抗炎、体位引流等非手术治疗方法。症状缓解者,无需手术。

3.手术适应证

(1)憩室较大伴出血。

(2)憩室穿孔并发腹膜炎、脓肿形成。

(3)合并胆道结石或胰腺炎。

(4)巨大憩室或憩室内异物。

(5)憩室炎、消化道症状较重,非手术治疗无效。

4.手术方式

(1)非十二指肠乳头旁憩室:可行单纯憩室切除术。

(2)十二指肠乳头旁憩室:切除困难时,应采用憩室旷置术(胃空肠吻合术)。

(3)憩室合并胆道梗阻时,可行 Oddi 括约肌成形术或胆总管空肠吻合术。

第五节　十二指肠血管压迫综合征

系肠系膜上动脉压迫十二指肠水平部所引起的十二指肠梗阻。

一、诊断

1.症状　长期间歇性反复发作性呕吐,多在饭后 2～3h 或夜间出现,呕吐物含胆汁及所进食物。呕吐后腹胀减轻,症状可因体位改变而减轻,如侧俯卧、胸膝位等,为本病特征性症状。病史长时可伴消瘦、脱水及营养不良。

2.体检　呕吐时可见胃蠕动波,振水音阳性。

3.辅助检查　X 线钡餐示十二指肠降部扩张或胃扩张,造影剂在十二指肠水平部远侧脊柱中线处中断,有一外形整齐的斜行压迹,钡剂通过受阻。钡剂在 2～4h 内不能从十二指肠内排空,俯卧位或左侧卧位钡剂可迅速通过水平部。

二、鉴别诊断

应与引起十二指肠梗阻的其他疾病进行鉴别,如十二指肠肿瘤、憩室、炎症以及十二指肠肠外病变,如环状胰腺、肿瘤压迫、粘连等。

三、治疗原则

1.非手术治疗　急性梗阻发作期应采用禁食、胃肠减压、解痉药物、静脉内营养支持及合适体位(俯卧或左侧卧)进行对症治疗。症状缓解后,可进流质饮食,少量多餐,逐步改为软食,饭后即采取俯卧位或左侧卧位,行肠内加强营养支持治疗。营养改善和体重增加后,可以使腹膜后间隙脂肪沉积增多,改善症状。

2.手术治疗　非手术治疗无效应采用手术治疗,常用方法为十二指肠空肠吻合术,若 Treitz 韧带过短,可行 Treitz 韧带松解术。

第七章　肠疾病

第一节　急性出血性肠炎

本病为一种原因尚不明确的急性肠管炎症性病变,血便是临床主要症状之一。多见于儿童和青少年,也可以发生于任何年龄,男女患病比例为(2～3)∶1。由于在手术或尸检中可以观察到不同阶段的病变,发现有充血、水肿、出血、坏死等不同的病理改变,故又可称为"节段性出血坏死性肠炎"。

一、诊断标准

1.临床表现

(1)急性腹痛:阵发性绞痛或持续性疼痛伴阵发性加重,多在脐周或遍及全腹。

(2)多伴腹泻,80%的患者有血便,呈血水样或果酱样,有时为紫黑色血便,有部分患者腹痛不重而以血便症状为主。

(3)寒战发热,恶心呕吐。

(4)感染中毒性休克表现。

(5)不同程度的腹胀、腹肌紧张和压痛,出现肠管坏死或穿孔时有腹膜刺激征,肠鸣音减弱或消失。

2.诊断要点

(1)发病急骤,开始以腹痛为主,多在脐周或遍及全腹,为阵发性绞痛或持续性疼痛伴阵发性加重。

(2)腹泻和血便,呈血水样或果酱样,有时为紫黑色血便。

(3)往往伴有寒战发热和恶心呕吐。

(4)进展迅速,部分患者很快出现感染中毒性休克。

(5)查体有不同程度的腹胀,腹肌紧张及压痛,肠鸣音一般减弱。有时可触及压痛之包块。

(6)化验检查:白细胞计数中度升高,大便潜血往往为阳性。部分患者大便培养有大肠埃希菌生长,厌氧培养可见到产气荚膜杆菌。

(7)X线腹部平片检查可见小肠扩张充气并有液平,肠间隙增宽显示腹腔内有积液。

(8)腹腔穿刺可抽出血性液体。

二、治疗原则

1.本病应以非手术治疗为主

(1)禁食、胃肠减压,输液输血及适当的静脉营养。

(2)应用广谱抗生素及甲硝唑以抑制肠道细菌特别是厌氧菌的生长。

2.手术疗法

(1)手术指征:经非手术治疗,全身中毒症状不见好转且有休克倾向,局部体征加重者;有明显腹膜刺激征考虑肠坏死穿孔者;有肠梗阻表现经非手术治疗不见好转者;反复肠道大出血非手术治疗无法控制者。

(2)手术方式:①如肠管表现为充血和浆膜下出血,无坏死穿孔,亦无大量消化道出血,仅给予普鲁卡因肠系膜封闭即可。②有肠穿孔或有不可控制的消化道出血。病变部分可行一期切除吻合术。③病变广泛,远端肠管无坏死,可切除坏死肠段,行双腔造瘘,待恢复后再行二期吻合。也可行一期吻合后远端做导管造瘘,待肠功能恢复后再将导管拔除。

第二节 假膜性肠炎

假膜性肠炎多发生在应用大量广谱抗生素的患者,主要表现为严重腹泻伴有明显的全身症状。轻症者停用抗生素可自愈,严重者可死亡。目前认为,假膜性肠炎主要致病菌是艰难梭状芽孢杆菌,该菌产生的毒素可以直接损伤肠壁细胞,使肠壁出血坏死。肠炎的病理变化主要在黏膜及黏膜下层,轻者只有黏膜充血水肿,严重者黏膜有广泛的糜烂和灶状坏死,其上有一层由坏死组织、纤维蛋白、炎性细胞、红细胞、黏液和细菌构成的假膜所覆盖,假膜呈片状分布,黄绿色或棕色,质软易脱落,因此称之为假膜性肠炎。

一、诊断标准

1.临床表现

(1)水样便或黄色蛋花样或浅绿色水样便,可见脱落的假膜。

（2）查体可见脱水及重病容。腹部膨胀，全腹肌抵抗和轻压痛，肠鸣音减弱。

（3）重型患者可出现高热、腹胀和明显的中毒症状，如精神迷乱、呼吸深促、手足发凉及出现休克。

2.诊断要点

（1）有大型手术应激、广谱抗生素应用或化疗的病史。

（2）突然出现高热、腹泻、排出大量黄绿色海水样或蛋花样水便，含有脱落的假膜。

（3）大便涂片做革兰染色发现阳性球菌相对增多而阴性杆菌减少。

（4）内镜检查见黏膜有急性炎症，上有斑块或已融合成假膜，活检见假膜内含有坏死上皮、纤维蛋白及炎性细胞。

（5）双酶梭状芽孢杆菌抗毒素中和法测定大便中有难辨梭状芽孢杆菌毒素的存在。

二、治疗原则

（1）立即停用正在使用的抗生素，使用万古霉素或甲硝唑。

（2）口服消胆胺，以利梭状芽孢杆菌毒素的排出。

（3）用正常人大便与等盐水混悬液保留灌肠。

（4）补充液体及电解质。

（5）如有中毒性休克，血容量恢复后不能维持血压时，可适当给予升压药物，同时给予肾上腺皮质激素以减少毒性反应。

第三节　溃疡性结肠炎

溃疡性结肠炎多发生于中青年，20～50岁最多，男女比例0.8：1。病变所累及的范围以乙状结肠和直肠多见，直肠几乎总是受累，也可累及升结肠和其他部位，严重时可累及整个结肠，少数病变可波及末端回肠。溃疡性结肠炎的病理变化主要在黏膜及黏膜下层，肌层基本不受累，表现为黏膜充血、水肿，糜烂和表浅小溃疡。肠隐窝内可见大量的中性粒细胞浸润，混有黏液和细菌，形成陷窝脓肿和黏膜下小脓肿。

一、诊断标准

1.临床表现

（1）慢性反复发作型表现为慢性反复发作性腹泻，排黏液血便伴左下腹痛。

（2）暴发型溃疡性结肠炎约占全部患者的10％，发病急骤，腹泻次数可达20次以上，水样便，可伴血、黏液及脓，下坠及里急后重感明显。

（3）重症患者表现脱水、低血钾、低蛋白血症、贫血，以及发热等中毒症状。

（4）肠外表现：口腔溃疡、皮肤结节性红斑、关节痛、眼结膜炎、虹膜睫状体炎等。

2.诊断要点

（1）慢性反复发作型表现为慢性反复发作性腹泻，排黏液血便伴左下腹痛。

（2）暴发型溃疡性结肠炎发病急骤，腹泻次数可达 20 次以上，水样便，可伴血、黏液及脓，下坠及里急后重感明显。

（3）大便中有血、脓及黏液，但常不能发现致病菌。

（4）乙状结肠镜、纤维结肠镜检查可发现全结肠、直肠黏膜弥散性充血、水肿、粗糙呈颗粒状，脆易出血，散在大小深浅不一溃疡及假息肉样变。

（5）钡剂灌肠：可见肠壁边缘模糊，黏膜皱襞呈粗大纤行的条状形，结肠袋可消失。

二、治疗原则

1.内科治疗

（1）充分休息：避免体力和劳累过度。

（2）严格控制饮食应给予易消化、无渣、少刺激性富含营养食品，暂停服用牛奶及乳制品。

（3）药物治疗

①抗感染治疗：水杨酸偶氮磺胺吡啶，开始 0.5g 每日 3 次，以后增至 3～6g/d。

②激素治疗：5 日大剂量疗法，即氢化可的松 300～500mg/d，连续 5 日后改为口服泼尼松。

③止泻药。

④免疫抑制剂。

⑤胃肠外营养。

2.外科治疗

（1）手术指征：①出现急性梗阻、大量出血、穿孔、中毒性巨结肠等并发症者需急症手术；②暴发型重症病例，经内科治疗 1 周无效；③慢性病变，反复发作，严重影响工作及生活者；④结肠已经成为纤维狭窄管状物，失去其正常功能者；⑤已有癌变或黏膜已有间变者；⑥肠外并发症，特别是关节炎，不断加重。

（2）手术方式：①肠造瘘术：包括横结肠造瘘术及回肠造瘘术，适合于病情严重，不能耐受一期肠切除吻合术者；②肠切除术：包括结肠大部切除术及全大肠切除，回肠造瘘术/回肠储袋-肛管吻合术。

第四节　节段性肠炎

节段性肠炎又称"克罗恩病"，近年来在我国发病率有所升高，其特征是累及肠壁全层的呈跳跃性分布的非特异性肉芽肿性炎症。病变位于末端回肠和回盲部的较多，也可在消化道的其他部位发生。本病病因不明，目前认为最可能的致病因素是感染和自身免疫机制。

一、诊断标准

1.临床表现

（1）该病可发生于全消化道，以末端回肠最常见。

（2）多数患者表现为腹痛不适，呈间歇性发作，大便次数增多，常为不成形稀便，很少排黏液血便，其他症状有低热乏力、食欲减退及消瘦等。

（3）约10％的患者发病较急表现为中腹或右下腹痛伴有低热、恶心、呕吐、食欲减退、白细胞计数升高，偶有腹泻，右下腹可有压痛。

（4）可并发有肛裂、肛瘘、肛门周围脓肿等肛门疾病。

（5）肠外表现有口腔溃疡、皮肤结节性红斑、坏疽性脓皮病、游走性关节炎、眼结膜炎、虹膜睫状体炎、硬化性胆管炎等。

2.诊断要点

（1）反复发作的腹痛、腹泻，常伴有低热乏力、食欲减退和消瘦。

（2）急性起病者见于10％的患者，症状体征与急性阑尾炎不易鉴别，探查时如发现阑尾正常而末端回肠充血水肿，系膜增厚，应考虑此诊断。

（3）30％的患者可有肠外表现，消化道症状伴有肠外表现，应考虑此诊断。

（4）化验检查可发现贫血、γ-球蛋白增高、红细胞沉降率增快及低蛋白血症。

（5）肠系造影和钡灌肠是诊断本病的重要方法，可见黏膜皱襞增宽变平，走行紊乱，纵行或横行的线形溃疡呈现出刺状或线条状影像及"鹅卵石"征，Kantor"线状"征等典型表现。

（6）内镜病变肠管黏膜肉芽肿增生，充血水肿或鹅卵石样黏膜，尤其是病变间出现正常黏膜。活组织检查显示为非干酪性增生性肉芽肿。

二、治疗原则

1.内科治疗

（1）充分休息。

（2）饮食疗法，辅以大量维生素及抗贫血制剂；家庭肠内营养治疗对于内科治疗效果不佳、又由于其他疾病原因不能行手术治疗的患者，因营养不良而出现生长迟缓的儿童，以及多次手术后出现短肠综合征的患者是较好的辅助治疗手段。

（3）药物治疗：①抗感染治疗水杨酸偶氮磺胺吡啶，开始 0.5g 每日 3 次，以后增至 3～6g/d；②肾上腺皮质激素治疗对控制急性期症状有明显作用，5 日大剂量疗法，即氢化可的松 300～500mg/d，连续 5 日后改为口服泼尼松治疗；③肠道抗菌药物；④免疫抑制剂在急性期配合肠道抗菌药物和肾上腺皮质激素可能获得较好疗效；⑤胃肠外营养急性期应用可使肠道休息，有利于病变的静止。

2.外科治疗

（1）适应证：①积极内科治疗无效；②反复发作症状较严重，影响生活及生长发育；③有内瘘或外瘘；④有完全性或不完全性肠梗阻；⑤有持续出血经一般治疗无效者；⑥腹内或腹膜外脓肿；⑦急性肠穿孔或慢性肠穿孔；⑧肛门部病变。

（2）外科手术方式：①肠切除吻合术；②单纯短路手术很少应用，目前只限用于克罗恩病病变广泛，如其引起的十二指肠梗阻；③肠造瘘术用于一般状况极差的中毒性巨结肠、急性广泛性肠道疾患，以及累及直肠肛门部严重病变不宜做切除者。

第五节　粘连性肠梗阻

粘连性肠梗阻是肠梗阻最常见的一种类型，约占肠梗阻的 40％～60％。其中手术后粘连是粘连性肠梗阻的主要原因，约 80％ 的患者属于这一类型，如阑尾切除术、妇科手术等。其次为炎症后粘连，多继发于既往盆腔、腹腔内炎症，约占 10％～20％。

一、诊断标准

1.临床表现

（1）腹痛：腹痛为阵发性剧烈绞痛，腹痛发作时患者常自觉肠道"窜气"，伴有肠鸣或腹部出现可移动的包块。

（2）腹胀：腹胀多发生于腹痛之后，低位肠梗阻腹胀更为明显，闭袢式肠梗阻可出现局限性腹胀。

(3)呕吐:高位肠梗阻呕吐发生较早,表现为频繁呕吐,初始为胃内容物,其后为胃液、十二指肠液和胆汁。低位肠梗阻呕吐出现较晚,初始为胃内容物,后期为带臭味的肠内容物。

(4)停止排便排气:梗阻发生早期,可以仍有排便排气,随着疾病进展,完全停止排便排气是完全性肠梗阻的表现。

(5)梗阻早期,患者生命体征平稳,随着疾病进展,患者可能出现脱水甚至休克表现。

(6)查体可以观察到不同程度的腹胀,腹壁较薄的患者可以见到肠型和蠕动波。有时在梗阻部位可有压痛,当梗阻近端积聚较多液体时可以听到振水音。腹部叩诊多呈鼓音。肠鸣音亢进,可伴有气过水声和高调的金属音。

2.诊断要点

(1)以往有慢性梗阻症状和多次反复急性发作的病史。

(2)多数患者有腹腔手术、创伤、出血、异物或炎性疾病史。

(3)临床表现为阵发性腹痛,伴恶心、呕吐、腹胀及停止排气排便等。

(4)全身情况梗阻早期多无明显改变,晚期可出现体液丢失的体征。发生绞窄时可出现全身中毒症状及休克。

(5)腹部检查应注意如下情况:

①有腹部手术史者可见腹壁切口瘢痕。

②患者可有腹胀,且腹胀多不对称。

③多数可见肠型及蠕动波。

④腹部压痛在早期多不明显,随病情发展可出现明显压痛。

⑤梗阻肠袢较固定时可扪及压痛性包块。

⑥腹腔液增多或肠绞窄者可有腹膜刺激征或移动性浊音。

⑦肠梗阻发展至肠绞窄、肠麻痹前均表现肠鸣音亢进,并可闻气过水声或金属音。

(6)实验室检查梗阻早期一般无异常发现。应常规检查白细胞计数,血红蛋白,红细胞比容,二氧化碳结合力,血清钾、钠、氯及尿便常规。

(7)立位腹平片检查梗阻发生后的 4～6h,腹平片上即可见胀气的肠袢及多数气液平面。如立位腹平片表现为一位置固定的咖啡豆样积气影,应警惕有肠绞窄的存在。

二、治疗原则

用最简单的方法在最短的时间内解除梗阻,恢复肠道通畅,同时预防和纠正全身生理紊乱是治疗肠梗阻的基本原则。

1.非手术疗法 对于单纯性、不完全性肠梗阻,特别是广泛粘连者,一般选用非手术治疗;对于单纯性肠梗阻可观察 24～48h,对于绞窄性肠梗阻应尽早进行手术治疗,一般观察不宜超过 4～6h。

基础疗法包括禁食及胃肠减压,纠正水、电解质紊乱及酸碱平衡失调,防治感染及毒血症。还可采用中药及针刺疗法。

2.手术疗法 粘连性肠梗阻经非手术治疗病情不见好转或病情加重;或怀疑为绞窄性肠梗阻,特别是闭袢性肠梗阻;或粘连性肠梗阻反复频繁发作,严重影响患者的生活质量时,均应考虑手术治疗。

手术方式和选择应按粘连的具体情况而定。

(1)粘连带或小片粘连行简单切断分离。

(2)小范围局限紧密粘连成团的肠袢无法分离或肠管已坏死者,可行肠切除吻合术,如肠管水肿明显,一期吻合困难,或患者术中情况欠佳,可先行肠造瘘术。

(3)如患者情况极差或术中血压难以维持,可先行肠外置术。

(4)肠袢紧密粘连又不能切除和分离者,可行梗阻部位远、近端肠管侧侧吻合术。

(5)广泛粘连而反复引起梗阻者可行肠排列术。

第六节　绞窄性肠梗阻

无论何种原因导致的肠梗阻,伴随有肠管血液循环障碍者均称为绞窄性肠梗阻。肠管血液循环障碍可导致肠壁坏死、穿孔,继发弥漫性腹膜炎和严重的脓毒血症,病情危重且进展较快,如不及时处理,死亡率极高。

一、诊断标准

1.临床表现

(1)腹痛为持续性剧烈腹痛,频繁阵发性加剧,无完全休止间歇,呕吐不能使腹痛、腹胀缓解。

（2）呕吐出现早而且较频繁。

（3）早期即出现全身性变化，如脉搏增快，体温升高，白细胞计数增高，或早期即有休克倾向。

（4）腹胀低位小肠梗阻腹胀明显，闭祥性小肠梗阻呈不对称腹胀，可触及孤立胀大肠祥，不排气、排便。

（5）连续观察，体温升高，脉搏加快，血压下降，意识障碍等感染性休克表现，肠鸣音从亢进转为减弱。

（6）明显的腹膜刺激征。

（7）呕吐物为血性或肛门排出血性液体。

（8）腹腔穿刺可抽出血性液体。

2.诊断要点

（1）持续性剧烈腹痛，频繁阵发性加剧，无完全休止间歇。

（2）呕吐出现早而且较频繁。

（3）闭祥性小肠梗阻呈不对称腹胀，可触及孤立胀大肠祥。

（4）早期即出现全身性变化，如脉搏增快，体温升高，白细胞计数增高，或早期即有休克症状。

（5）腹膜刺激征。

（6）呕吐物或肛门排出血性液体/腹穿抽出血性液体。

（7）实验室检查：白细胞升高，中性粒细胞左移，血液浓缩；代谢性酸中毒及水电解质平衡紊乱；血清肌酸肌酶升高，血清淀粉酶可升高。

（8）腹平片表现为固定孤立的肠祥，呈咖啡豆状、假肿瘤状及花瓣状，且肠间隙增宽。

二、治疗原则

（1）绞窄性小肠梗阻，一经诊断应立即手术治疗，术中根据绞窄原因决定手术方式。

（2）如患者情况极严重，肠管已坏死，而术中血压不能维持，可行肠外置术，待病情好转再行二期肠管切除吻合。

第七节　小肠扭转

一、诊断标准

1.临床表现

（1）突发持续性腹部剧痛，阵发性加重，脐周疼痛，可放射至腰背部。

（2）呕吐频繁，出现较早。

（3）腹胀明显，可表现为不均匀腹胀。

（4）早期即可有腹部压痛，肌紧张不明显，肠鸣音减弱。

（5）腹平片：全部小肠扭转，仅见胃十二指肠充气扩张，而小肠充气不多见，部分小肠扭转见小肠普遍充气，并有多个液平面，或者巨大扩张的充气肠袢固定于腹部某一部位，并且有很长的液平面。

2.诊断要点

（1）多见于重体力劳动青壮年，饭后即进行劳动、姿势体位突然改变等病史。

（2）临床表现为突发持续性剧烈腹痛，伴阵发性加重，可放射至腰背部，早期腹痛在上腹和脐周，肠坏死，腹膜炎时有全腹疼痛，呕吐频繁，停止排气排便。

（3）扭转早期常无明显体征，扭转肠袢绞窄坏死，出现腹膜炎和休克。

（4）典型的腹平片表现。

（5）腹部CT扫描除可见到肠梗阻表现外，可见到典型的系膜扭转表现。

二、治疗原则

（1）早期可先试用非手术疗法：

①胃肠减压，吸除梗阻近端胃肠内容物。

②手法复位，患者膝胸卧位，按逆时针方向手法按摩。

（2）小肠扭转的诊断明确后，虽未出现腹膜炎的症状或体征，亦应积极准备手术治疗，早期手术可以降低死亡率，更可减少大量小肠坏死切除后导致短肠综合征的发生率。

（3）手术探查时先行手法复位，同时观察血运，可在肠系膜血管周围注射利多卡因或罂粟碱改善肠道血液循环，切除已经坏死的肠袢，行小肠端-端一期吻合；如果肠管血运可疑，可先行肠外置，24h后再次探查，切除坏死肠管行肠吻合术。

第八节 乙状结肠扭转

一、诊断标准

1.临床表现

（1）突发腹痛,腹部持续胀痛,逐渐隆起。

（2）呕吐出现较晚。

（3）腹胀明显,表现为不均匀腹胀,下腹坠胀痛而不能停止排气排便。

（4）不均匀腹胀,上腹胀明显,叩诊鼓音,下腹空虚,左下腹压痛,肌紧张不明显。

（5）腹平片可见双腔巨大的充气肠袢,伴有液平面。

2.诊断要点

（1）多见于有习惯性便秘的老年人,既往可以有过类似发作史。

（2）临床表现为中下腹急性腹痛,持续性胀痛,无排气排便,明显腹胀是突出特点。

（3）查体见明显的不对称性腹胀,左下腹有明显压痛,扭转早期肠鸣音活跃,扭转肠袢绞窄坏死,出现腹膜炎和休克症状。

（4）腹平片:腹部偏左可见一巨大的双腔充气孤立肠袢自盆腔直达上腹或膈肌,降、横、升结肠和小肠可有不同程度的胀气。

（5）钡灌肠可见钡液止于直肠上端,呈典型的"鸟嘴"样或螺旋形狭窄。

二、治疗原则

1.非手术疗法

（1）禁食、胃肠减压。

（2）试用纤维结肠镜或金属乙状结肠镜通过梗阻部位,并置肛管减压。

（3）乙状结肠扭转经置管减压缓解后,应择期手术,切除冗长的乙状结肠。

2.手术疗法

（1）非手术疗法失败或疑及肠坏死,应及时手术。

（2）术中无肠坏死,可将扭转复位,对过长的乙状结肠最好不行一期乙状结肠切除和吻合,以后择期乙状结肠部分切除术。

（3）已有肠坏死或穿孔，则切除坏死肠袢，近端外置造口，远端造口或缝闭，以后择期吻合手术，多不主张一期吻合；切除肠管远近端血运良好，吻合口张力不高，腹腔污染不严重，可行一期吻合。

第九节　盲肠扭转

一、诊断标准

1.临床表现

（1）突发右下腹持续性腹痛，阵发性加重。

（2）呕吐频繁。

（3）腹部不对称隆起，右下腹可触及压痛，上腹部触及一弹性包块，扭转早期肠鸣音活跃。

2.诊断要点

（1）中腹或右下腹急性腹痛，阵发性加重，恶心呕吐，不排气排便。

（2）右下腹可触及压痛，腹部不对称隆起，上腹部触及一弹性包块，扭转早期肠鸣音活跃。

（3）腹平片示单个卵圆形胀大肠袢，左上腹有气液平，可见小肠胀气，但无结肠胀气，钡灌肠可见钡剂在横结肠或肝区处受阻。

二、治疗原则

（1）盲肠扭转应及时手术。

（2）盲肠无坏死，将其复位固定，或行盲肠插管造口，术后2周拔除插管。

（3）盲肠已坏死，切除盲肠，做回肠升结肠或横结肠吻合，必要时加做回肠插管造口术。

第十节　肠套叠

肠套叠是某段肠管进入邻近肠管内引起的一种肠梗阻。虽然肠套叠可以发生于任何年龄，但是主要见于1岁以内婴儿，尤其生后5～9个月的婴儿更为多见。肠套叠的病因仍不明了，成人肠套叠80%～90%可找到器质性病变，其中大多数为肿瘤。小儿肠套叠90％以上为特发性，其发病原因目前认为与腺病毒感染及回盲部集合淋巴小结增殖有关。

一、诊断标准

1.临床表现

（1）腹痛：出现腹痛者约占90％以上，为阵发性，每次持续数分钟，间歇10～20分钟后重复发作。

（2）呕吐：约有80％的患儿出现呕吐，吐出奶汁、奶块或其他食物。成人肠套叠发生呕吐症状与套叠肠段部位有关，低位小肠套叠出现呕吐的症状较晚。

（3）血便：多在起病8～12h排出血便，内容为黏稠的果酱样大便或血与黏液混合的脓状大便。

（4）腹部包块：75％的患儿可触及腹部腊肠样肿物，质地稍韧，轻微触痛。右髂窝可触及空虚感。

（5）发生肠坏死时患儿可出现精神萎靡，高热，脉搏加快，查体腹部拒按，腹肌紧张等腹膜炎体征。

2.诊断要点

（1）多发于婴幼儿，特别是1岁以内的婴儿。

（2）典型表现为腹痛、呕吐、血便及腹部包块。

（3）成人肠套叠临床表现不如幼儿典型，往往表现为慢性反复发作腹痛与腹部包块，包块可自行消失，较少发生血便。成人肠套叠多与器质性疾病有关（尤其是肠道息肉和肠道肿瘤）。

（4）空气或钡剂灌肠X线检查（压力30～60mmHg），可见空气或钡剂在套叠处受阻，受阻端钡剂呈"杯口状"，甚至呈"弹簧"状阴影。

（5）超声波检查肠套叠横切面声像图表现为同心圆或靶环征，纵切面声像图表现为套筒征或假肾征。

二、治疗原则

（1）小儿肠套叠多为特发性，病程不超过48h，全身状况良好，生命体征平稳，无中毒症状者可应用空气或钡剂灌肠法复位。空气灌肠复位压力为100～200mmHg，钡剂灌肠复位压力约为100cmH_2O。

（2）灌肠法不能复位或怀疑有肠坏死或为继发性肠套叠者（成人肠套叠多属此

型)可行手术疗法。具体手术方法应根据探查情况决定。无肠坏死者行手术复位；有困难时切开外鞘颈部使之复位，然后修补肠壁；已有坏死或合并其他器质疾病者可行肠切除吻合术；病情危重，不能耐受一期吻合手术可行肠造瘘或肠外旷置术，待病情稳定后再行造瘘还纳。

第十一节　急性肠系膜动脉栓塞

急性肠系膜动脉栓塞系来自心脏的栓子堵塞肠系膜上动脉所致的急性肠道缺血性疾病。肠道急性缺血导致肠壁缺血坏死，肠黏膜坏死脱落，肠腔出血；血管壁通透性增加，血浆渗出，血容量减少；缺血、缺氧致无氧代谢增加，代谢性酸中毒；出血导致血小板和凝血因子消耗，弥漫性血管内凝血；细菌移位致全身感染。初期症状与缺血性肠痉挛有关，表现为突发剧烈腹部绞痛和明显的排空症状，症状重而体征轻，待出现腹膜刺激征时，往往已出现肠坏死及休克表现，临床预后不佳。

一、诊断标准

1.临床表现

(1)初始症状为剧烈的腹部绞痛，难以用一般药物所缓解，可以是全腹痛也可见于脐旁、上腹、右下腹或耻骨上区，初期由于肠痉挛所致，出现肠坏死后疼痛转为持续性。

(2)多数患者伴有频繁呕吐、腹泻等胃肠道排空症状。

(3)初期无明显阳性体征，肠鸣音活跃，疾病进展迅速，数小时后患者就可能出现麻痹性肠梗阻，此时有明显的腹部膨胀，压痛和腹肌紧张、肠鸣音减弱或消失等腹膜炎的表现和低血容量性休克或感染性休克表现。

2.诊断要点

(1)多有风心病、房颤、心内膜炎、心肌梗死、瓣膜疾病和瓣膜置换术等病史。

(2)突发剧烈腹部绞痛，不能用药物缓解，早期腹软不胀，肠鸣音活跃，症状与体征不符是早期病变特征。

(3)病变进展迅速，很快出现绞窄性小肠梗阻表现及体征，呕吐及腹泻血样物。

(4)较早出现休克。

(5)白细胞计数明显增高，达 $20 \times 10^9/L$ 以上，血液浓缩，代谢性酸中毒。

(6)腹平片见小肠及结肠中等或轻度充气和腹腔积液影像。

（7）选择性动脉造影可明确诊断。

（8）超声多普勒检查与 CT 检查有辅助诊断意义。

二、治疗原则

1.非手术疗法

（1）积极治疗控制原发病。

（2）动脉造影后，动脉持续输注罂粟碱 30～60mg/h，并试用尿激酶或克栓酶动脉溶栓治疗。

2.手术治疗

（1）栓塞位于某一分支，累及局部肠管坏死，行肠段切除吻合术。

（2）栓塞位于肠系膜上动脉主干，全部小肠和右半结肠已坏死，则行全部小肠，右半结肠切除术，术后肠外营养支持。

（3）栓塞位于肠系膜上动脉主干，肠管未坏死，行动脉切开取栓术。

（4）如取栓后肠系膜上动脉上段无血或流出血较少，则应行自体大隐静脉或人工血管在腹主动脉或髂总动脉与肠系膜上动脉间搭桥吻合术。

（5）如累及范围广泛，取栓后不能确定肠管切除范围，可先切除确定坏死的肠管，将血运可疑的肠管外置，待 24～48h 后再次探查，切除坏死肠管行肠吻合术。

（6）术后积极抗凝和充分的支持治疗。

第十二节　　慢性肠系膜血管闭塞

慢性肠系膜血管闭塞缺血多发生于中、老年人，常伴有冠心病、脑动脉和外周动脉缺血疾病或主动脉瘤等。由于肠系膜动脉供血不足，在进食后肠管消化吸收活动耗氧增加时，出现功能性肠缺血，表现为间歇性弥漫性腹痛，多在饭后半小时左右感到上腹或脐周疼痛，腹痛程度与进食量一致，患者因而避免饱食，饥饿日久可致消瘦、虚弱。虽然老年人肠系膜动脉硬化较常见，但发生本病者并不多，由于腹腔动脉、肠系膜上及肠系膜下动脉之间可形成侧支循环，故本病不至于发生肠坏死。

一、诊断标准

1.临床表现

（1）进食后出现弥漫性腹部绞痛，可伴有恶心呕吐，严重程度与进食量有关，症状进行性加重。

（2）慢性腹泻，泡沫样大便，吸收不良，体重下降。

（3）起病早期腹软，腹平坦，压痛轻微，肠鸣音活跃。

2.诊断要点

（1）患者常伴有冠心病、脑动脉和外周动脉缺血疾病或主动脉瘤等病史。

（2）进食后出现弥漫性腹部绞痛，可伴有恶心呕吐，严重程度与进食量有关，症状进行性加重。

（3）慢性腹泻，泡沫样大便，吸收不良，体重下降。

（4）大便检查含有较多脂质和大量未消化食物。

（5）选择性动脉造影侧位像可见腹腔动脉和肠系膜上动脉出口处有狭窄，甚至闭塞。

二、治疗原则

1.非手术疗法　少量多餐，口服维生素 C、维生素 E 及血管扩张药物，静脉滴注低分子右旋糖酐等。

2.手术疗法

（1）血栓内膜剥脱术。

（2）越过狭窄段自体静脉搭桥手术。

（3）将肠系膜上动脉狭窄段切除，然后将该动脉再植入主动脉。

（4）腹腔动脉狭窄，自体静脉在腹主动脉与脾动脉之间搭桥手术；或脾动脉与腹主动脉端-侧吻合。

（5）肠系膜上动脉出口处狭窄，自体静脉在结肠中动脉开口以下与肾动脉水平以下腹主动脉之间搭桥手术。

第十三节　肠系膜静脉血栓形成

　　肠系膜静脉血栓形成多继发于腹腔内化脓感染、外伤或手术创伤、真性红细胞增多症等血液病和长期口服避孕药所致的高凝状态，以及肝硬化门静脉高压症造成的静脉充血和肠系膜静脉系统的瘀血状态。少数患者无明显诱因，称为原发性肠系膜静脉血栓形成。少数患者可有周围静脉血栓性静脉炎的病史。血栓形成多数累及肠系膜上静脉及门静脉，其中仅累及一段空肠或回肠静脉者较为多见，累及肠系膜下静脉者少见。血栓形成后血液回流受阻，肠壁充血水肿，肠壁增厚，伴有浆膜下出血，肠腔内充满暗红色血性液体，肠系膜充血水肿，大量浆液性和血性液体渗至腹腔可致循环血量明显减少。慢性起病患者往往已有侧支循环形成,肠坏死发生率较低,急性起病患者往往造成大段肠管坏死,病死率高。

一、诊断标准

1.临床表现

(1)早期腹痛较轻或仅感腹部不适、食欲不振、排便规律失常、出现便秘或腹泻。

(2)轻度腹胀,压痛较轻,肠鸣音减弱。

(3)反复发作,腹痛逐渐加重,出现恶心呕吐、呕血及便血,常有发热。

(4)腹胀明显,可见肠型,腹部有压痛,腹膜刺激征,肠鸣音消失,腹腔穿刺可抽出血性液体,提示肠管已有坏死。

2.诊断要点

(1)多有腹腔化脓性感染,肝硬化门脉高压,真性红细胞增多症,口服避孕药和外伤手术史,约 1/4 患者发病时无明显诱因,称为原发性肠系膜静脉血栓形成。

(2)多有腹痛、腹部不适、排便规律改变等前驱症状。后突发剧烈腹痛伴有呕吐,可有血便及腹泻。

(3)绞窄性肠梗阻临床表现,腹腔穿刺可抽出血性液体。

(4)腹平片示大小肠充气及气液平面。

(5)CT 检查可见肠系膜增厚影像特征,有时可见静脉血栓,有诊断意义。

二、治疗原则

(1)经诊断,应积极手术治疗,切除受累肠管,并包括有静脉血栓的全部系膜;切除范围适当放宽,避免血栓蔓延。

(2)术后继续抗凝治疗 6～8 周。

第十四节　非闭塞性急性肠缺血

本病多发生在有动脉硬化的患者中,常继发于心肌梗死、充血性心力衰竭:心律不齐、败血症、休克、利尿脱水引起血浓缩,导致血容量降低、低血压,或应用血管收缩药物后、腹部大手术或心脏手术后。在这些情况下,在动脉硬化基础上,心排量减少,内脏血管持续收缩,肠管处于低灌压及低灌流状态,由于血流量锐减,引起肠管缺血、低氧,进而造成肠黏膜乃至肠壁深层发生缺血坏死,可伴溃疡形成,晚期可发生穿孔。本病的肉眼与显微镜所见类似于急性肠系膜上动脉闭塞,但其病变更广泛,可累及全部小肠与结肠,有时缺血亦可呈片状或节段性表现。

一、诊断标准

1.临床表现

(1)腹部不适、乏力等前驱期症状几天之后,突发腹部剧烈绞痛,伴有呕吐、腹泻、血便等消化道排空症状。

(2)疾病进展可很快出现休克。

(3)腹部表现弥漫性腹膜炎,有腹膜刺激征。

2.诊断要点

(1)多存在心力衰竭、心肌梗死、心律不齐、休克等病史,大多数患者有动脉硬化史。

(2)腹部不适、乏力等前驱期症状几天之后,突发腹部剧烈绞痛,伴有呕吐,可有腹泻血便,很快出现休克。

(3)腹部表现弥漫性腹膜炎,有腹膜刺激征。

(4)腹穿可抽出血性液体。

(5)选择性动脉造影,无动脉闭塞,仅示中小动脉散在的节段性狭窄,提示动脉硬化。

二、治疗原则

(1)治疗原发病,改善循环低灌注状态。

(2)动脉输注血管扩张剂,如妥拉苏林、异丙肾上腺素、罂粟碱等。罂粟碱稀释成 1mg/ml,以每小时 30～60ml 的速度持续滴注。对有心力衰竭等需限制输液量的患者可提高药物浓度。

(3)如腹部体征未能消失,诊断不够明确或提示肠缺血不可逆转,则以及时手术为宜,切除坏死肠管,视情况行一期吻合或二期吻合。

(4)术后继续补充血容量,给予血管扩张药物及广谱抗生素并积极处理再灌注损伤。

第十五节 结肠息肉

任何结肠黏膜上的隆起性病变均可称为结肠息肉。按照病理学特征可以分为新生物性息肉、错构瘤性息肉、炎症性息肉、化生性息肉等多种不同的病理类型。

一、诊断标准

1.临床表现

(1)大多结肠息肉无自觉症状。

(2)便血或便潜血阳性,长期便血可导致缺铁性贫血。

(3)较大的息肉可出现腹痛,或引起肠套叠,出现相应症状。

(4)带蒂的直肠息肉可排出肛门外。

2.诊断要点

(1)临床表现为间歇性便鲜血,量少,不与大便相混,或大便侧有凹陷压迹,或息肉自肛门脱出。

(2)肛门指诊可触及有蒂、圆形或卵圆形可移动、表面光滑质软小肿物。

(3)乙状结肠镜,纤维结肠镜,可明确诊断。

(4)结肠钡剂灌肠检查,有助于多发结肠息肉的诊断。

(5)纤维结肠镜检查及活检可明确诊断与病理类型。

二、治疗原则

(1)带蒂息肉可经纤维结肠镜圈套电灼切除。

(2)无蒂息肉直径在 1.5cm 以下可经纤维结肠镜电灼烧除。

(3)距肛门 8cm 以内、直径＞1.5cm 广基息肉在麻醉下局部切除,术后根据病理检查结果决定是否行根治性手术。

(4)对需要切除而又无法以肛门局部手术或经结肠镜切除的息肉,根据息肉部位采用经骶骨后位或经腹切除,局部切除后冰冻切片病理检查决定是否行根治性手术。

(5)如息肉已癌变,病理报告已侵透黏膜层到黏膜下层,发展为浸润癌,则不论是广基还是带蒂息肉,原则上按大肠癌行根治性切除。

第十六节　家族性腺瘤性息肉病

家族性腺瘤性息肉病是一种常染色体显性遗传性疾病,表现为整个大肠布满大小不一的腺瘤,如不及时治疗,终将发生癌变。其外显率为 95％,患者的下一代中有 50％的人发病,一般认为 40 岁尚未出现腺瘤者,虽有家族史,亦不会发病。

一、诊断标准

1.临床表现

(1)早期可无自觉症状。

(2)便血或便潜血阳性,长期失血可导致缺铁性贫血、消瘦、乏力等症状。

(3)较大的息肉可出现腹痛、腹胀等不全梗阻症状。

(4)带蒂的直肠息肉可排出肛门外。

(5)胃肠道外表现,如 Gardner 综合征(合并皮肤囊性病变、骨瘤、纤维组织肿瘤、胃十二指肠息肉、十二指肠或壶腹周围癌、甲状腺乳头状癌、先天性视网膜色素七皮肥大、牙齿畸形等),Turcot 综合征(合并中枢神经系统肿瘤)。

2.诊断要点

(1)有家族遗传史,发病自 12～13 岁开始,至 20 余岁息肉已遍及全大肠。

(2)临床表现主要是大便带血及黏液便,腹泻乏力,消瘦,贫血,有时有带蒂息肉脱出肛门有诊断意义。

(3)肛门指诊可触及多个葡萄串样大小息肉。

(4)纤维结肠镜检可见多发腺瘤样息肉,难以见到正常黏膜,息肉仅累及大肠。

(5)气钡双重对比灌肠检查可了解结肠受累范围。

二、治疗原则

(1)家族性息肉病 40 岁后会发展为癌,故一经诊断应积极手术治疗,理想的手术时间是 20 岁以前。

(2)结直肠全切除,永久性末端回肠造口术。

(3)全结肠切除,回直肠吻合术;结直肠次全切除,升结肠直肠吻合术;结肠全切除,直肠黏膜剥除。

第十七节　黑斑息肉病

黑斑息肉病的主要特点是胃肠道有多发息肉,并于唇、颊黏膜、鼻孔和眼周、指趾和手足掌有黑色素沉着,是一种较少见的家族性疾病,常染色体显性遗传,有很高的外显性,约 50%的患者在家族中可找到同类患者。本病息肉与一般腺瘤样息肉不同,不含任何突出的细胞成分,由正常的肠黏膜腺体组成,属于错构瘤。

一、诊断标准

1.临床表现

(1)间歇性腹痛,常在脐周部,持续时间不定,排气后缓解。

(2)腹痛发作时可摸到腹部包块,腹痛缓解时消失。

(3)便血或便潜血阳性。

(4)口腔黏膜、口唇、双侧手掌和足底有色素沉着。

2.诊断要点

(1)青少年多见,约 30%～50%患者的家族中有同样的病变。

(2)口腔黏膜、口唇、双侧手掌和足底有色素沉着,胃肠道有多发息肉。息肉可以发生在胃到直肠的任何部位,以空肠及回肠最多见。

(3)脐周部阵发性绞痛,持续时间不定而自行消失,腹部有时可触及包块伴有压痛,多为套叠的肠祥。此外,可有肠鸣音亢进等肠梗阻的表现。

(4)实验室检查大便有血或潜血。

(5)钡餐、钡灌肠造影可见胃肠道多发性息肉。

(6)纤维胃镜与结肠纤维镜检查可直接观察到胃、结肠多发性息肉。

二、治疗原则

有下列情况时可以考虑手术治疗,手术的目的主要为解决临床症状而不是进行根治。手术方式包括息肉切除术、肠套叠复位术、肠切除吻合术。

(1)肠套叠合并有肠梗阻。

(2)反复性发作较大量的肠道出血。

(3)发现有孤立较大的息肉或多发息肉密集于某一肠段合并有反复发作腹部剧烈绞痛。

第十八节　原发性小肠恶性肿瘤

小肠肿瘤发病率低,仅占消化道肿瘤的 5%,小肠恶性肿瘤仅占消化道恶性肿瘤的 1%～2%。原发性小肠恶性肿瘤以腺癌最为常见,大多位于十二指肠和空肠,其次为类癌,大多位于回盲部,小肠淋巴瘤仅次于腺癌和类癌,好发于回肠,表现为孤立病变或累及多段肠管。

一、诊断标准

1.临床表现

(1)腹痛根据肿瘤部位和大小可表现为轻微腹痛,腹部不适或间断绞痛。

(2)便血、黑便。

(3)呕吐、腹胀、停止排气排便等肠梗阻症状。

(4)贫血、消瘦、乏力、营养不良等肿瘤消耗症状。

(5)黄疸约 25％的十二指肠癌患者可出现黄疸。

(6)腹部包块,质硬,伴压痛,活动度好。

2.诊断要点

(1)腹痛、肠梗阻、消化道出血、腹部肿物等症状。

(2)查体可见贫血、消瘦、营养不良等肿瘤消耗表现,腹部查体偶可触及可移动的腹部肿物,质硬,常伴有压痛。

(3)全消化道造影,对小肠进行逐段检查,易于发现病变。

(4)纤维十二指肠镜,纤维小肠镜检查。

(5)血管造影对以消化道出血为主要变现的富含血管的小肠肿瘤诊断有帮助。

(6)实验室检查大便有血或潜血,血常规检查血红蛋白红细胞减少、贫血。

二、治疗原则

(1)行小肠恶性肿瘤根治切除术将肿瘤连同近肠管系膜及区域淋巴结一并整块切除。为清除区域淋巴结,小肠可做较广泛的切除,一般两端各距肿瘤不少于 $10\sim15cm$ 为宜。

(2)如肿瘤已与周围组织浸润固定不宜切除时,短路(捷径分流)手术以缓解梗阻。

(3)十二指肠癌宜行胰十二指肠切除。

(4)术后根据情况给予化疗、放疗,以及中医中药治疗等。

第十九节　肠类癌

类癌是一种起源于 Liekerkuhn 隐窝颗粒细胞的低度恶性肿瘤,初起时肿瘤学行为表现为良性,后期表现为恶性肿瘤学行为,可发生肝脏、肺脏等远隔器官转移,以及一系列全身症状和体征。类癌好发于胃肠道,胃肠道中约 1/2 发生于阑尾,其他依次为小肠、直肠、十二指肠、胃、结肠和食道。肿瘤位于黏膜下，呈小的结节突向肠腔。类癌恶性肿瘤学行为发生率与肿瘤部位和大小有关，小于 1cm 的肿瘤转移发生率约 2％，1～2cm 的肿瘤转移发生率可达 50％，大于 2cm 的肿瘤转移发生率可达 80％～90％。类癌发生转移后出现一系列全身症状和体征时称为恶性或功能性类癌综合征。

一、诊断标准

1.临床表现

（1）十二指肠类癌：可有上腹痛、腹胀、呕吐等与胃癌相似症状，若生长于十二指肠乳头附近，可引起无痛性进行性黄疸等与壶腹癌相同的临床表现。

（2）小肠类癌小肠类癌：多见于回肠，特别是末端回肠，临床上可有慢性梗阻症状。末端回肠类癌可引起肠套叠，表现为间断腹部绞痛、右下腹或可触及包块。发生肝转移后可出现类癌综合征。表现为面色潮红、腹部绞痛、腹泻、哮喘、呼吸困难等症状。

（3）结肠类癌：大多位于盲肠或升结肠，小的肿瘤无症状，不易被发现。肿瘤增大后可有局部疼痛或可触及包块，此时大多有转移和类癌综合征表现。

（4）直肠类癌：直肠是胃肠类癌的常见部位，以单发为主。小的直肠类癌无症状，直肠指检偶然发现，长大破溃后可出现血便、里急后重等与直肠癌相似的临床表现。

2.诊断要点

（1）初起类癌多无症状，大多为偶然发现。随着肿瘤体积增大可出现肠梗阻、肠套叠、消化道出血等临床表现，查体可触及腹部肿物。

（2）肿瘤浸润或发生转移后出现类癌综合征，表现为面色潮红、腹部绞痛、腹泻、哮喘、呼吸困难等症状。

（3）实验室检查尿 5-羟吲哚乙酸(5-HIAA)测定：24h 尿内 HIAA＞25mg 为阳性，＞50mg 有确诊意义。血清 5-羟色胺(5-HT)测定：正常值 0.1～0.3μg/ml，类癌高达 0.5～3μg/nd。尿组织胺测定：类癌高达 4.5mg/24h 尿（正常值 23～90μg/24h 尿）。

（4）组织活检通过纤维内窥镜或细针穿刺对可疑部位活检后进行病理诊断。

（5）腹部 B 超及 CT 检查有助于发现肝转移灶。

二、治疗原则

1.手术治疗　未发生转移者行局部切除即可。肿瘤肌层浸润应按恶性肿瘤行根治性切除。肝转移者应积极手术治疗,尽可能同时切除原发病变和转移灶,症状可明显缓解。

2.化疗　恶性类癌对于放疗及化疗均不敏感。行 5-氟尿嘧啶、链脲霉素、阿霉素联合应用可有一定疗效,但不持久。

3.对症治疗

(1)5-HT 合成抑制剂:对氯苯丙氨酸可抑制色氨酸羟化酶,从而减少 5-HTP 和 5-HT 生成,有效地缓解恶心、呕吐、腹泻,减轻面颈潮红发作程度(但不能减少发作次数)。常用 3～4g/d,分 3～4 次给予。

(2)5-HT 拮抗剂

①甲基麦角酰胺:6～24mg/d,口服。急性发作时可予 1～4mg 一次静脉注射,或用 10～20mg 加于 100～200ml 生理盐水中在 1～2h 内静脉滴注,能较好地控制腹泻及支气管痉挛等类癌综合征。

②赛庚啶:6～30mg/d,口服,疗效与甲基麦角酰胺相似,但控制潮红较后者为优。

(3)激肽释放酶抑制或对抗剂

①抑肽酶:常用 2.5 万～12.5 万 U 静脉注射,24h 内可达 250 万 U。

②氨基己酸:先以 5g 静脉滴注,继以 1g/h 维持。

(4)少数病例,可试用抗组胺类药物,皮质类固醇激素及甲基多巴,后者可 250～500mg,1 次/(6～8)h,有助于缓解腹泻。

4.生长抑素　能有效控制类癌综合征,并可使肿瘤缩小。150～500μg 皮下注射,2～3 次/日,可使症状在短期内迅速得到控制。

5.支持疗法　高营养、高热量饮食,补充维生素和蛋白质。

6.放射治疗　对骨转移所致的疼痛有效,总量约 40～45Gy。

第二十节　结肠癌

结肠癌是常见的恶性肿瘤之一,近年来,随着人民生活水平的不断提高、饮食习惯和饮食结构的改变及人口老龄化,我国结肠癌的发病率和死亡率均呈上升趋势。

一、诊断标准

1.临床表现

(1)症状:早期结直肠癌可无明显症状,病情发展到一定程度才出现下列症状。①排便习惯改变。②大便性状改变(变细、血便、黏液便等)。③腹痛或腹部不适。④腹部肿块。⑤肠梗阻。⑥贫血及全身症状如消瘦、乏力、低热。

(2)体征:需进行一般状况评价,触诊全身浅表淋巴结情况。腹部查体检查有无肠型、肠蠕动波、腹部肿块。直肠指检:凡疑似结直肠癌者必须常规做肛门直肠指诊。需了解肿瘤大小、质地、占肠壁周径的范围、基底部活动度、距肛缘的距离、肿瘤向肠外浸润状况、与周围脏器的关系等。观察指套是否血染。

(3)实验室检查:血常规了解有无贫血。尿常规观察有无血尿,结合泌尿系影像学检查了解肿瘤是否侵犯泌尿系统。大便常规应当查有无红细胞、脓细胞。粪便隐血试验对消化道少量出血的诊断有重要价值。生化检查了解肝肾功能。血清肿瘤标志物检测在诊断、治疗前、评价疗效、随访时非常重要,必须检测癌胚抗原(CEA)、CA19-9;建议检测 CA242、CA72-4;有肝转移患者建议检测 AFP;有卵巢转移患者建议检测 CA125。

(4)内镜检查:直肠镜和乙状结肠镜适用于病变位置较低的结直肠病变。所有疑似结直肠癌患者均推荐纤维结肠镜或电子结肠镜检查,并进行病理活检。但以下情况除外:一般状况不佳,难以耐受;急性腹膜炎、肠穿孔、腹腔内广泛粘连及完全性肠梗阻;肛周或严重肠道感染、放射性肠炎;妇女妊娠期和月经期。

(5)影像学检查

①结肠钡剂灌肠检查:特别是气钡双重造影检查是诊断结直肠癌的重要手段。但疑有肠梗阻的患者应当谨慎选择。

②B超:超声检查可了解患者有无复发转移。

③CT 检查:其作用在于明确病变侵犯肠壁的深度、向壁外蔓延的范围和远处转移的部位。

④MRI 检查:推荐以下情况首选 MRI 检查:直肠癌的术前分期;结直肠癌肝转移病灶的评价;怀疑腹膜及肝被膜下病灶。

⑤PET-CT:不推荐常规使用,但对于常规检查无法明确的转移复发病灶可作为有效的辅助检查。

⑥排泄性尿路造影:不推荐术前常规检查,仅适用于肿瘤较大可能侵及尿路的患者。

2.诊断要点

（1）本病诊断要点：

①排便习惯改变和大便带血，腹部隐痛或胀气，贫血、消瘦等全身消耗性症状。部分患者可触及腹部肿块。中晚期可出现急性或慢性肠梗阻表现。右半结肠癌以贫血、消瘦等表现为主，而左半结肠癌则以肿瘤梗阻表现更为突出。

②腹部偶可触及质硬、表面不光滑、活动度小的肿块。

③大便潜血为阳性，CEA 可升高。

④钡剂灌肠可见结肠有充盈缺损、黏膜破坏、肠壁僵硬、肠腔狭窄等征象。

⑤内镜检查和活检可明确诊断。

⑥B超检查可初步了解有无腹部肿块及有无肝转移。

⑦CT扫描可明确病变侵犯肠壁的深度，向壁外蔓延的范围和远处转移的部位。必要时 MRI 检查助诊。

（2）鉴别诊断要点：结肠癌应当主要与以下疾病进行鉴别。

①溃疡性结肠炎：症状相似，纤维结肠镜检查及活检是有效的鉴别方法。

②阑尾炎：回盲部癌可因局部疼痛和压痛而误诊为阑尾炎，特别是晚期回盲部癌，常诊断为阑尾脓肿，需注意鉴别。

③肠结核：在好发部位在回肠末端、盲肠及升结肠。常见症状与结肠癌症状相似，但肠结核患者全身症状更加明显，如午后低热或不规则发热、盗汗、消瘦乏力。

④结肠息肉：主要症状可以是便血，可有脓血样便，与结肠癌相似，钡剂灌肠检查可表现为充盈缺损，行纤维结肠镜检查并取活组织送病理检查是有效的鉴别方法。

⑤血吸虫性肉芽肿：多见于流行区，目前已少见。结合血吸虫感染病史，粪便中虫卵检查，以及钡剂灌肠和纤维结肠镜检查及活检，与结肠癌进行鉴别。

⑥阿米巴肉芽肿：可有肠梗阻症状或查体扪及腹部肿块与结肠癌相似。本病患者行粪便检查时可找到阿米巴滋养体及包囊，钡剂灌肠检查常可见巨大的单边缺损或圆形切迹。

二、治疗原则

（一）手术治疗

1.根治性切除术　本术适用于病变无远处转移者。

（1）右半结肠切除术：适用于盲肠、升结肠和结肠肝曲之肿瘤，切除范围应包括回肠末端、盲肠、升结肠肝区和部分横结肠，以及系膜、系膜供应血管根部周围的系膜淋巴结,成整块切除。

(2)左半结肠切除术:适用于结肠脾区、降结肠或乙状结肠之肿瘤。切除范围包括横结肠左半侧、降结肠和乙状结肠,以及系膜、系膜供应血管根部周围的系膜淋巴结,成整块切除。

2.姑息性切除术

(1)有周围脏器侵犯,肿瘤可完整切除时,可行联合脏器切除。

(2)有远处转移,但肿瘤局部尚未固定,可行肠切除吻合术或同时行转移灶切除。

(3)局部浸润粘连广泛,为预防或解除肠梗阻,可行造瘘或转流术。

(二)化疗

包括根治术后辅助化疗、可切除转移灶的新辅助化疗、晚期/转移性结肠癌化疗,局部/区域化疗。

(三)放疗

可用于转移性肿瘤(如肝、肺、骨)以控制肿瘤生长、改善症状。

(四)靶向药物治疗

用于晚期/转移性结肠癌治疗。

第八章 阑尾疾病

第一节 急性阑尾炎

急性阑尾炎是外科常见病,是最多见的急腹症。

一、病因

1.阑尾管腔阻塞 是急性阑尾炎最常见的病因。阑尾管腔阻塞最常见原因是淋巴滤泡的明显增生,多见于年轻人。粪石也是阻塞的原因之一。阑尾管腔阻塞后,黏膜仍继续分泌黏液,腔内压力上升,血运发生障碍,使阑尾炎症加重。

2.细菌入侵 由于阑尾管腔阻塞,细菌繁殖,分泌内毒素和外毒素,损伤黏膜上皮,并使黏膜形成溃疡,细菌穿过溃疡的黏膜进入阑尾肌层。阑尾壁间质压力升高,妨碍动脉血流,造成阑尾缺血,最终造成梗死和坏疽。

二、临床病理分型

根据临床过程和病理解剖学变化,急性阑尾炎可分为四种病理类型。

1.急性单纯性阑尾炎 阑尾外观轻度肿胀,浆膜充血并失去正常光泽,表面有少量纤维素性渗出物。临床症状和体征较轻。

2.急性化脓性阑尾炎 常由单纯性阑尾炎发展而来。阑尾肿胀明显,浆膜高度充血,表面覆以纤维素性(或脓性)渗出物。阑尾周围的腹腔内有稀薄脓液,形成局限性腹膜炎。临床症状和体征较重。

3.坏疽性及穿孔性阑尾炎 阑尾管壁坏死或部分坏死,呈暗紫色或黑色。穿孔部位多在阑尾根部和尖端。穿孔如未被包裹,感染继续扩散,可引起急性弥漫性腹膜炎。

4.阑尾周围脓肿 急性阑尾炎化脓坏疽或穿孔,如果此过程进展较慢,大网膜可移至右下腹部,将阑尾包裹并形成粘连,形成炎性肿块或阑尾周围脓肿。

三、临床表现

1.症状

(1)腹痛:典型的腹痛发作始于上腹,逐渐移向脐部,数小时(6～8h)后转移并局限在右下腹。此过程的时间长短取决于病变发展的程度和阑尾位置。70%～80%的患者具有这种典型的转移性右下腹痛的特点。部分病例发病开始即出现右下腹痛。

(2)胃肠道症状:发病早期可能有厌食,恶心、呕吐发生,但程度较轻。有的病例可能发生腹泻。弥漫性腹膜炎时可致麻痹性肠梗阻,腹胀,排气、排便减少。

(3)全身症状:早期乏力。炎症重时出现中毒症状,心率增快,发热,达 38℃ 左右。阑尾穿孔时体温会更高,体温达 39℃ 甚至 40℃。

2.体征

(1)右下腹压痛:是急性阑尾炎最常见的重要体征。压痛点通常位于麦氏点,可随阑尾位置的变异而改变,但压痛点始终在一个固定的位置上。当阑尾穿孔时,疼痛和压痛的范围可波及全腹。但仍以阑尾所在位置的压痛最明显。可用叩诊来检查,更为准确。

(2)腹膜刺激征象:反跳痛,腹肌紧张,肠鸣音减弱或消失等。

(3)右下腹包块:如体检发现右下腹饱满,可触摸到一压痛性包块,边界不清,位置固定,应考虑为阑尾周围脓肿。

(4)可作为辅助诊断的其他体征:①结肠充气试验(Rovsing 征):阳性提示为急性阑尾炎。②腰大肌征(psoas 征):阳性说明阑尾位置较深,靠近腰大肌,常见于阑尾位于盲肠后位或腹膜后位。③闭孔肌试验:阳性提示阑尾靠近闭孔内肌。

(5)经肛门直肠指检:炎症阑尾所在方向压痛,常在直肠右前方。当阑尾穿孔时直肠前壁压痛广泛,当形成阑尾周围脓肿时,有时可触及痛性肿块。

四、辅助检查

1.实验室检查 大多数患者的白细胞计数和中性粒细胞比例增高。白细胞计数升高到$(10～20)×10^9/L$,可发生核左移。部分患者白细胞可无明显升高,多见于单纯性阑尾炎或老年患者。尿检查一般无阳性发现,如尿中出现少数红细胞,说明炎症累及输尿管或膀胱。β-HCG 测定可除外异位妊娠所致的腹痛。

2.影像学检查 ①立位腹部 X 线平片可见盲肠扩张和气液平面,偶尔可见钙化的粪石和异物影,可帮助诊断。②B 超检查有时可发现肿大的阑尾或脓肿。③

CT可获得与B超相似的效果。这些特殊检查在急性阑尾炎的诊断中不是必需的，当诊断不肯定时可选择应用。腹腔镜或后穹窿镜检查也可用于诊断急性阑尾炎，确诊后可同时做阑尾切除术。

五、诊断

临床诊断主要依靠病史、临床症状、体检所见和辅助检查。

六、鉴别诊断

1.胃十二指肠溃疡穿孔　穿孔溢出液可沿升结肠旁沟流至右下腹部，易被误认为急性阑尾炎的转移性右下腹痛。患者多有溃疡病史，体征除右下腹压痛外，上腹仍具疼痛和压痛，腹壁板状强直等腹膜刺激症状也较明显。胸腹部X线检查如有膈下游离气体，有助于鉴别诊断。

2.右侧输尿管结石　多呈突然发生的右下腹阵发性剧烈绞痛，疼痛向会阴部、外生殖器方向放散。右下腹无明显压痛，或仅有沿右侧输尿管径路的轻度深压痛。尿中查到多量红细胞。B超检查或X线摄片在输尿管走行部位有时可呈现结石影。

3.妇产科疾病　包括异位妊娠破裂、卵巢滤泡或黄体囊肿破裂、急性输卵管炎和急性盆腔炎、卵巢囊肿蒂扭转等。B超检查有助于鉴别诊断。

4.急性肠系膜淋巴结炎　多见于儿童。常先有上呼吸道感染史，腹部压痛部位偏内侧，部位不固定，并可随体位变化。

5.其他疾病　包括急性胃肠炎、胆道系统感染性疾病、右侧肺炎、胸膜炎、回盲部肿瘤、克罗恩病、梅克尔憩室炎或穿孔、小儿肠套叠等。

七、治疗

1.手术治疗　原则上一经确诊，应尽早手术切除阑尾。

2.非手术治疗　仅适用于单纯性阑尾炎及急性阑尾炎的早期阶段、患者不接受手术治疗或客观条件不允许、伴存其他严重器质性疾病有手术禁忌证者。主要措施包括选择有效的抗生素和补液治疗。

3.并发症及其处理

(1)急性阑尾炎的并发症：

①腹腔脓肿：阑尾周围脓肿最常见，也可在腹腔其他部位形成脓肿，常见部位有盆腔、膈下或肠间隙等处。临床表现有麻痹性肠梗阻的腹胀症状、压痛性包块和

全身感染中毒症状等。B超和CT扫描可协助定位。一经诊断即应在超声引导下穿刺抽脓冲洗或置管引流,必要时手术切开引流。

②内、外瘘形成:阑尾周围脓肿如未及时引流,少数病例脓肿可向小肠或大肠内穿破,亦可向膀胱、阴道或腹壁穿破,形成各种内瘘或外瘘。X线钡剂检查或者经外瘘置管造影可协助了解瘘管走行,有助于选择相应的治疗方法。

③门静脉炎:较少见,如病情加重可产生感染性休克和脓毒血症,治疗延误可发展为细菌性肝脓肿。行阑尾切除术并大剂量抗生素治疗有效。

(2)阑尾切除术后并发症:

①出血:阑尾系膜的结扎线松脱,引起系膜血管出血。表现为腹痛、腹胀和失血性休克等症状。关键在于预防。一旦发生出血表现,应立即输血补液,紧急再次手术止血。

②切口感染:是最常见的术后并发症。临床表现包括:术后2～3日体温升高,切口胀痛或跳痛,局部红肿、压痛等。处理原则:可先行试穿抽出脓液,或于波动处拆除缝线,排出脓液,放置引流,定期换药。

③粘连性肠梗阻:一旦诊断为急性阑尾炎,应早期手术,术后早期离床活动可适当预防此并发症。病情重者须手术治疗。

④阑尾残株炎:阑尾残端保留过长(超过1cm)时,术后可发生残株炎,仍表现为阑尾炎的症状。症状较重时应再次手术切除阑尾残株。

⑤粪瘘:很少见。粪瘘发生时如已局限化,不致发生弥漫性腹膜炎,类似阑尾周围脓肿的临床表现。经非手术治疗后粪瘘一般情况下可自愈。

第二节 特殊类型阑尾炎

婴幼儿、老年人及妊娠妇女患急性阑尾炎时诊断和治疗均较困难,故需重视。

1.新生儿急性阑尾炎 新生儿急性阑尾炎很少见。由于新生儿不能提供病史,其早期临床表现又无特殊性,术前难以早期确诊,穿孔率可高达80%,死亡率也很高。一旦诊断明确,应尽早手术治疗。

2.小儿急性阑尾炎 临床特点:①病情发展较快且较重,早期即出现高热、呕吐等症状。②右下腹体征不明显、不典型,但有局部压痛和肌紧张。③穿孔率较高,并发症和死亡率也较高。治疗原则是一旦诊断明确,尽早手术治疗。

3.妊娠期急性阑尾炎 较常见。其特点是由于妊娠致腹部体征不明显;腹膜炎易在腹腔内扩散,故妊娠中期急性阑尾炎难于诊断,且易致流产或早产。治疗以阑尾切除术为主。妊娠后期急性阑尾炎,更应早期手术。临产期急性阑尾炎如并发阑尾穿孔或全身感染症状严重时,可考虑行剖宫产术,同时切除病变阑尾。

4.老年人急性阑尾炎　老年人对疼痛感觉迟钝,腹肌薄弱,防御功能减退,所以主诉不强烈,体征不典型,临床表现轻而病理改变重,体温和白细胞升高均不明显,易延误诊断和治疗;又由于老年人动脉硬化,阑尾动脉也会发生改变,易导致阑尾缺血坏死;加之老年人常伴发心血管病、糖尿病等,使病情复杂、严重。一旦诊断明确,应尽早手术治疗,同时注意处理伴发的内科疾病。

第三节　慢性阑尾炎

一、病因和病理

大多数慢性阑尾炎由急性阑尾炎转变而来。主要病理特点为阑尾壁不同程度的纤维化及慢性炎性细胞浸润。多数慢性阑尾炎患者的阑尾腔内有粪石。

二、临床表现和诊断

既往常有急性阑尾炎发作病史,也可能症状不重且不典型。经常有右下腹疼痛,有的患者仅有隐痛或不适,剧烈活动或饮食不结可诱发急性发作。

主要的体征是阑尾部位的局限性压痛,这种压痛经常存在,位置也较固定。左侧卧位时,部分患者在右下腹可触及阑尾条索。X线钡剂灌肠透视检查,可见阑尾不充盈或充盈不全,阑尾腔不规则,72h后透视复查阑尾腔内仍有钡剂残留,即可诊断慢性阑尾炎。

三、治疗

诊断明确后需手术切除阑尾,并行病理检查证实诊断。

第四节　阑尾肿瘤

阑尾肿瘤非常少见。主要包括:类癌、腺癌和囊性肿瘤 3 种。

1.阑尾类癌　阑尾类癌约占胃肠道类癌的 45%,占阑尾肿瘤的 90%,阑尾是消化道类癌的最常见部位。临床表现与急性阑尾炎相似,如肿物小,无转移,单纯阑尾切除手术可达到治愈目的。其中 2.9% 的病例(直径＞2cm)发生转移而表现恶性肿瘤的生物学特性,应采用右半结肠切除术。

2.阑尾腺癌　分为结肠型和黏液型两种亚型。最常见的表现与急性阑尾炎或右结肠癌相似。常需术中病理确诊。治疗原则为右半结肠切除术。

3.阑尾囊性肿瘤　包括阑尾黏液囊肿和假性黏液瘤。阑尾黏液囊肿病变75％～85％为良性囊腺瘤。患者可有无痛性肿块,或者腹部CT中偶然发现。良性者经阑尾切除可治愈。假性黏液瘤是阑尾分泌黏液的细胞在腹腔内种植而形成,可造成肠粘连梗阻和内瘘。治疗主张彻底切除或需反复多次手术处理。

第九章 直肠肛管疾病

第一节 先天性直肠肛管畸形

是胚胎时期后肠发育障碍所致的消化道畸形,疾病谱自轻度的肛管狭窄过渡到残存泄殖腔的严重畸形。发生率约为 1/(4000～5000) 例活产,男婴略为多发。绝大多数患儿存在直肠通往其他部位的瘘管,男婴最常见的畸形为肛门闭锁合并直肠尿道瘘,女婴为肛门闭锁合并直肠前庭瘘。

一、诊断

1.症状　生后 24h 不排胎便。无瘘的直肠肛管闭锁和伴狭小瘘管者出生后早期就出现腹胀、进奶后呕吐等低位梗阻症状。

2.体检

(1)低位畸形(约 40%):①正常肛门处为薄膜覆盖,隐约可见胎粪存在,哭闹时隔膜可向外膨出;②合并会阴或前庭瘘者,男婴开口在肛门与阴囊根部之间,女婴开口常在阴唇后联合的舟状窝处;③可为轻度畸形,如单纯的肛管狭窄。

(2)中位畸形(约 15%):①无瘘者肛门部外观与高位畸形相似;②有瘘者可自尿道(男婴)、阴道或舟状窝(女婴)排便;③探针可通过瘘口进入直肠,于肛门部可触及探针的顶端。

(3)高位畸形(约 40%):①正常肛门位置皮肤稍凹陷、色深、但无肛门,哭闹时凹陷不向外膨出,触摸该处也无冲击感;②男婴常伴泌尿系瘘,女婴常伴阴道瘘;③此类患儿常合并上尿路及脊柱畸形。

(4)泄殖腔畸形(一穴肛):胚胎发育过程中的泄殖腔若未能正常发育而残存至出生,便形成尿道、阴道、直肠共同开口于一个腔孔的泄殖腔畸形。为罕见且仅见于女性的畸形。

3.实验室检查　合并泌尿系瘘者,尿中混有胎粪,镜下见鳞状上皮细胞。

4.辅助检查

(1)X线倒立侧位摄片:根据 PC 线区分高、中、低位畸形;受医师主观判断影响较大,现已较少应用。

(2)瘘管造影:明确位置。

(3)B 超:不受直肠内气体影响,诊断准确。

(4)CT 和 MRI:可靠地显示直肠闭锁盲端的高度,以便选择术式、估计预后。

二、鉴别诊断

诊断多无困难,更重要的是准确测定直肠闭锁的高度,判断直肠盲端与肛提肌、耻骨直肠肌的关系以及是否合并泌尿系瘘及脊柱畸形,以便采取合理的治疗措施。

直肠尿道瘘的胎粪不与尿液混合,胎粪排出后,尿液清;直肠膀胱瘘的尿液内混有胎粪,呈绿色。

如女婴的会阴部只见一个开口,大小便均从此口流出,可诊断为泄殖腔畸形。

三、治疗原则

绝大多数应早期手术。

1.低位畸形 ①会阴前肛门狭窄,排便功能无障碍者不需治疗;②肛管或直肠下端轻度狭窄可采用扩张术;③肛门皮肤瘘做"后切"手术;④膜性肛门闭锁可经会阴行肛门成形术。低位畸形治疗多可一次手术完成,无需行肠造口或分期手术。

2.中位或高位畸形 ①经典手术治疗为"三期"疗法:出生后先行乙状结肠造口术;6 个月后行骶会阴、腹骶会阴或后矢状入路肛管成形;再经 3 个月后还纳造口;②目前在出生后一次性行根治术,效果也很好。③近年有报道行腹腔镜一次性手术治疗,近期效果理想。其优势在于可在直视下将新直肠置于肛提肌、肛门括约肌中央,而无需切断这些与控制大便密切相关的肌性结构。与传统的后矢状入路相比,腹腔镜术式的远期效果尚待进一步阐明。

3.直肠前庭瘘 如瘘孔大、小便困难,于出生后即行骶会阴肛管成形术;如瘘孔较大,可于 6 个月以后施行手术。

第二节　先天性巨结肠

先天性巨结肠又称 Hirschsprung 病、肠管无神经节细胞症。由于肠壁肌间神经丛和（或）黏膜下神经丛的神经节细胞缺失，导致病变肠段不协调收缩、无法松弛，造成不全性肠梗阻、近端结肠显著扩张，形成巨结肠。近 80％患者的神经节缺失肠段位于直肠至远端乙状结肠。

一、诊断

1.**症状**　①通常在出生后 24～48h 内出现症状。胎粪排出延迟（24h 内无胎粪排出）；②腹胀、呕吐，低位肠梗阻症状；直肠指诊可导出大量粪便与气体，之后症状明显减轻，但数小时后症状再现；③食欲差，长期营养不良出现贫血、消瘦、全身水肿；④约 1/3 患儿并发小肠结肠炎，排出大量奇臭的水样便，伴腹胀、高热，严重脱水及电解质紊乱，是致死的主要原因。

2.**体检**　①蛙腹：腹壁静脉怒张、肠型、蠕动波、肠鸣音减少、偶闻亢进、左下腹巨大粪块；②直肠指诊：内括约肌紧缩，肛管内无器质性狭窄，直肠远端无粪便滞积，壶腹部空虚，拔出手指时有大量气体和粪便排出，腹胀立即减轻。

3.**实验室检查**　白细胞可轻度升高，血红素下降，血清蛋白可减少。

4.**辅助检查**　①立位腹平片：低位肠梗阻；②稀钡灌肠 X 线检查：有诊断价值；通常导管插入直肠仅数厘米即可，以便显示无扩张的神经节缺失肠段、移行段以及扩张的近端肠管；③直肠内括约肌测压：诊断阳性率＞90％；④直肠壁活检病理（标本须包含黏膜及黏膜下层）：光镜下见不到神经节细胞；⑤直肠黏膜乙酰胆碱酯酶（AchE）定性：为阳性。诊断准确率＞90％且安全；⑥红细胞 AchE 活力测定：明显增高；⑦肌电图检查：诊断率 70％左右。

二、鉴别诊断

根据典型临床表现，先天性巨结肠诊断一般不难。

1.**胎粪填塞综合征**　多发生在未成熟儿，直肠下端有黏稠大便填塞可使胎便延迟排出。患儿出现腹胀，但很少呕吐，多数患儿可逐步自行排出或经直肠指诊和开塞露射肛、洗肠等措施后排出胎粪，胎粪一经排出不留任何后遗症。无反复便秘症状，X 线检查可鉴别。

2.**超短段型无神经节细胞症**　病变仅限于直肠末端，于直肠齿状线和其上

1cm、2cm、4cm 处行黏膜、黏膜下组织活检可观察到从无神经节细胞至正常肠段的狭窄过渡区。可保守或手术治疗。

3.继发性巨结肠　先天性肛门狭窄或先天性直肠肛管畸形术后肛门狭窄引起排便不畅,直肠继发代偿性扩张形成巨结肠。其神经节细胞仍存在,结合有手术史,诊断不难。

三、治疗原则

1.非手术治疗　扩肛、减压结肠,温盐水洗肠。对于新生儿可有效缓解症状,但不适于长期应用。一旦明确诊断,患儿应禁食,准备接受手术治疗。

2.手术治疗

(1)手术指征:①常见型巨结肠,全身情况良好者,新生儿期即可行根治术;②生后如全身情况严重或长段型巨结肠可先行结肠造瘘,1 岁后行根治术;③短段型先试用中西医结合治疗。

(2)手术原则:切除狭窄的神经节缺失肠段和明显扩张、肥厚、丧失正常功能的近端结肠,将具有正常神经支配的近端结肠与直肠进行吻合(紧邻齿状线上方),合理重建肠道以达到正常排便功能。

(3)手术方式:传统术式:Swenson、Duhamel(改良 Ikeda)、Soave 术等。新术式:腹腔镜手术;经肛门入路手术(1988 年由 DelaTorre-Mondragon 等人首先报道)。

第三节　肛管直肠损伤

一、诊断

1.症状　①外伤史(戳伤、器械伤、手术损伤、火器伤等),腹痛,感染(急性腹膜炎,直肠周围);若损伤时间较长、污染严重,可发生感染性休克;②损伤严重者可伴有大出血和休克;③若合并膀胱、尿道损伤,伤后不能排尿或尿内有血、粪便或有尿液自肛管流出。

2.体检　①有无腹膜刺激征;②肛管、直肠内有血液流出;③有粪便自开放伤口溢出;④常规做直肠指诊:指套染血,可扪到破口、破损区肿胀和压痛。注意破损部位、方位,是否伤及尿道、阴道,以及是否进入游离腹腔。检查肛管括约肌是否受损。

3.实验室检查　血白细胞计数及分类增高,血红蛋白降低。

4.辅助检查　病情允许时,①腹部、盆腔X线片:有无异物、膈下积气和骨盆骨折;②CT:肠周组织可见炎性水肿表现,有时可于肠壁内或肠周组织内见到气体影。若为腹膜内直肠损伤,可见到腹盆腔游离气体;③直肠镜、乙状结肠镜检查:不作为常规。

二、鉴别诊断

肛管伤容易诊断。

腹膜内直肠伤有急性腹膜炎的临床表现,但其轻重与穿孔的时间、穿孔的大小有关;腹膜外直肠伤无腹膜炎表现,腹痛不如腹膜内损伤重,但感染一般较严重,多合并有厌氧菌感染,最易向直肠周围扩展。

三、治疗原则

早期手术。

1.肛管损伤　如损伤轻,只需行单纯清创缝合;如损伤重,应行乙状结肠造口。如肛管括约肌部分撕裂而肛直肠环尚完整,行清创、引流术;如肛管括约肌完全断裂,除非为清洁切割伤,否则不要试图进行修补,而应行清创、引流术,同时做乙状结肠造口,待后期再次手术修复括约肌。

2.腹膜外直肠损伤　剖腹探查。取膀胱截石位。完全性乙状结肠造口。自上至下打开直肠周围间隙;切开直肠两侧盆壁腹膜,分开直肠前壁与精囊腺、前列腺(或阴道)之间的间隙,经会阴或经腹修补直肠损伤,清除直肠周围间隙的异物及坏死组织,彻底清创、引流。

3.腹膜内直肠损伤　尽早行剖腹探查。取膀胱截石位。直肠伤口缝合修补,完全性乙状结肠造口(应尽量靠近破损处做造口,以减少该部位的粪便污染)。术中可将直肠内粪便推挤入近端正常的结肠内;且如有可能,行远端肠道冲洗,以减轻残余粪便的污染。充分冲洗盆腔,并放置直肠后间隙引流。术中探查盆腔其他脏器,判断是否存在复合脏器伤并做相应处理。

除损伤极轻微的患者外,围术期均应静脉给予抗生素治疗,并需要覆盖厌氧菌。对于有粪便污染的损伤部位不要进行表面缝合,以免形成脓肿及蜂窝织炎。

第四节 直肠肛管周围脓肿

直肠肛管周围脓肿是指直肠肛管周围软组织内或其周围间隙发生的急性化脓性感染，形成脓肿，也可继发于肛周皮肤感染、损伤、肛裂、内痔、药物注射、骶尾骨骨髓炎等。另外 Crohn 病、溃疡性结肠炎及血液病患者易并发直肠肛管周围脓肿。

一、病因和病理

绝大部分直肠肛管周围脓肿是由肛腺感染引起。肛腺多位于内外括约肌之间。腹泻、便秘时易引发肛腺发炎，向上可达直肠周围疏松结缔组织，形成高位肌间脓肿或骨盆直肠间隙脓肿；向下达肛周皮下，形成肛周脓肿；向外穿过外括约肌，形成坐骨肛管间隙脓肿；向后可形成肛管后间隙脓肿或直肠后间隙脓肿。以肛提肌为界，将直肠肛管周围脓肿分为肛提肌上部脓肿和肛提肌下部脓肿。

二、诊断

1.症状

（1）肛周脓肿：最常见，全身感染症状不明显，以局部症状为主，肛周持续性跳动性疼痛，行动不便，坐卧不安。病变处明显红肿，有硬结和压痛，脓肿形成可有波动感，穿刺可抽出脓液。

（2）坐骨肛管间隙脓肿：又称坐骨直肠窝脓肿，也比较常见，多由肛腺感染经外括约肌向外扩散到坐骨直肠间隙而形成。此间隙较大，因而形成的脓肿亦大而深，容量可达 60～90ml。患侧出现持续性肿胀痛，逐渐加重，继而为持续性跳痛，排便或行走时疼痛加剧，可有排尿困难和里急后重；全身症状明显，如头疼、乏力、发热、食欲缺乏、恶心、寒战等。早期症状不明显，以后出现肛门患侧红肿，双臀不对称；局部触诊或直肠指检时患侧有深压痛，甚至波动感。如不及时切开，脓肿多向下传入肛管周围间隙，再由皮肤穿出，形成肛瘘。

（3）骨盆直肠间隙脓肿：又称骨盆直肠窝脓肿，较为少见，但很重要。多由肛腺脓肿或坐骨直肠间隙脓肿向上穿破肛提肌进入骨盆直肠间隙引起，也可由直肠炎、直肠溃疡、直肠外伤引起。此间隙较大较深，引起局部症状不明显但全身症状较重，早期即可有全身中毒症状，如发热、寒战等，局部有直肠坠胀、便意、排尿困难。局部皮肤多无异常，直肠指检可在直肠壁上触及肿块，有压痛和波动感。诊断可由肛管超声或 CT 检查，穿刺抽出脓液可做出最后诊断。

（4）其他：肛门括约肌间隙脓肿、直肠后间隙脓肿、高位肌间脓肿、直肠壁内脓肿（黏膜下脓肿）。位置深，局部症状不明显，主要表现为会阴部坠胀和排便疼痛感；有不同程度的全身感染症状，直肠指检可摸到疼痛性肿块。

2.体检　直肠指诊：肛门周围有硬结或肿块，局部温度增高、压痛或有波动；位于肛提肌以上的脓肿可触及痛性肿块。肿块有波动时穿刺可抽出脓液。

3.实验室检查　血常规化验结果表现为白细胞及中性粒细胞计数增高。

4.辅助检查　B超或CT检查可探及脓腔。

三、鉴别诊断

1.血栓性外痔　边界清楚，周围皮肤无炎性反应，但有时可引起脓肿。

2.肛周皮肤疖肿感染　有一个或多个毛囊感染病史，表面可见脓头，可发展成脓肿。

四、治疗原则

1.非手术治疗　抗生素治疗：选用对革兰阴性杆菌有效的抗生素；局部坐浴或理疗。

服缓泻剂或液状石蜡以减轻排便时疼痛。

2.手术治疗　脓肿切开引流是治疗直肠肛管脓肿的主要方法，一旦明确诊断，即应切开引流。手术方式是因脓肿部位而定：

（1）肛周脓肿：在局麻下进行，以波动感明显处作放射形切口，无需填塞以保证引流通畅。

（2）坐骨肛管间隙脓肿：手术要在腰麻或骶麻下进行，在压痛明显处用粗针先作穿刺，抽出脓液后，在该处作一平行于肛缘的弧形切口，切口要够长，可用手指探查脓腔。切口应距肛缘3～5cm以免损伤括约肌。置管或放油纱布条引流。

（3）骨盆直肠间隙脓肿：在硬膜外麻醉或全麻下进行，切开部位因脓肿来源不同而不同，脓肿向肠腔突出，手指在直肠内可触及波动，应在肛镜下行相应部位切开引流，切缘用可吸收线缝扎止血；若经坐骨直肠间隙引流，日后易出现肛门括约肌外瘘。对于经括约肌肛瘘感染者，引流方式与坐骨肛管间隙脓肿相同，只是手术切口应稍偏后外侧，示指在直肠内做引导，穿刺出脓液后，切开皮肤、皮下组织，使用止血钳分离，当止血钳触及肛提肌时，会遇到阻力，在示指的引导下，稍用力就可穿破肛提肌达脓腔。若经直肠壁切开引流，易导致难以治疗的肛管括约肌瘘。其他部位脓肿若位置较低，在肛周皮肤上直接切开引流；若位置较高，应在肛镜下切开直肠壁引流。

第五节　痔

痔是最常见的疾病,任何年龄均可发病,随着年龄的增长,其发病率增高。痔分为内痔、外痔和混合痔。

一、病因

病因尚不完全清楚,目前主要有以下学说:

1.静脉曲张学说　认为痔的形成由静脉扩张瘀血引起。直肠静脉属门静脉系,无静脉瓣;静脉管壁薄、位置浅;末端直肠黏膜下组织松弛等均是构成血液瘀积扩张的原因。另外,便秘、妊娠、前列腺肥大、盆腔肿瘤等使腹内压增高引起血液回流障碍,直肠静脉扩张、瘀血。

2.肛垫下移学说　近年来,不少学者通过现代细微的组织学研究,认为痔不是病,是由静脉窦、平滑肌、结缔组织、肛管弹性肌组成的人体正常器官——肛垫。其作用是参与肛门的闭合与控便功能。正常情况下,肛垫随着肛门的收缩和张开而上下移动。只有在某些原因使肛管弹性肌损伤、变性,弹性减退,肛垫下移扩张、瘀血的情况下才形成痔病。

二、分类和临床表现

1.内痔　是肛垫的支持结构、血管丛及动静脉吻合发生的病理改变和移位,内痔的临床表现是出血和脱出,可伴发排便困难、血栓、嵌顿及绞窄。内痔分为以下四度:

Ⅰ度:排便带血,滴血或喷射状,便后出血停止,无痔核脱出。

Ⅱ度:排便带血,排便时有痔核脱出,便后可自行还纳。

Ⅲ度:偶有排便带血,排便、劳累和负重时有痔核脱出,需用手还纳。

Ⅳ度:偶有便血,痔核脱出不能还纳。

2.外痔　是直肠下静脉属支在齿状线远侧表皮下静脉丛病理性扩张、血栓和纤维化,主要表现为肛门不适、潮湿不洁、肛门瘙痒等。外痔如果有血栓形成,称为血栓性外痔,有肛门剧痛。

3.混合痔　是内痔通过静脉丛和相应部位的外痔静脉丛相互融合。表现为两种痔同时存在,大多是Ⅲ度以上内痔合并外痔。有时混合痔加重,环状脱出肛门外成为环状痔。环状痔易被肛门括约肌压迫引起嵌顿,发生瘀血、坏死,临床上称为嵌顿性痔或绞窄性痔。

三、诊断

主要靠肛门直肠检查。除Ⅰ度内痔外，其他三度都可在肛门视诊下见到。直肠指诊可以了解有无其他病变，如直肠癌、直肠息肉等。最后作肛门镜检查以观察痔块情况及直肠黏膜有无充血、水肿、溃疡等。血栓性外痔表现为肛周暗紫色长条圆形肿物，表面皮肤水肿、质硬、压痛明显。必要时纤维结肠镜及钡灌肠检查除外其他肠道病变。

四、鉴别诊断

1.直肠癌　临床上常将直肠癌误诊为痔，延误治疗。误诊的主要原因是仅凭症状来判断，未进行直肠指诊及肛门镜检查，因此在痔判断中常规应行直肠指诊及肛门镜检查。直肠癌为高低不平硬块，表面有溃疡，肠腔常狭窄。

2.直肠息肉　低位带长蒂的直肠息肉若脱出肛门外有时误诊为痔脱垂，前者多见于儿童，为圆形、有蒂、可活动。

3.直肠脱垂　有时误诊为环状痔，但直肠脱垂黏膜为环形、表面光滑、括约肌松弛。后者黏膜呈梅花状、括约肌不松弛。

五、治疗

应遵循三个原则：①无症状的痔无需治疗；②有症状的痔重在减轻或消除症状，而非根治；③以保守治疗为主。

1.一般治疗　保持大便定时通畅软便，热水坐浴，肛门内使用栓剂。痔脱垂并水肿及感染者，一般先行非手术疗法，适当应用镇痛药物，同时使用抗生素，炎症及水肿消退后再按上述方法治疗。血栓性外痔有时经局部热敷，外敷消炎止痛药物后，疼痛缓解而不需手术。

2.注射硬化剂治疗　适用于出血性内痔，有炎症溃疡血栓形成的禁用。

3.红外线照射疗法　适用于Ⅰ、Ⅱ度内痔。

4.胶圈套扎法　适用于Ⅰ、Ⅱ、Ⅲ度内痔。

5.多普勒超声引导下痔动脉结扎术　适用于Ⅱ～Ⅳ度内痔。

6.手术疗法

(1)痔单纯切除术：适用于Ⅱ、Ⅲ度内痔和混合痔治疗。可取侧卧位、截石位或俯卧位，在局麻或骶管麻醉下进行。先扩肛至4～6指，显露痔块，在痔块底部两侧作 V 形切口,分离静脉团,显露肛管外括约肌。用止血钳于底部钳夹,贯穿缝扎后,切除缝扎线远端痔核。齿状线以上黏膜用可吸收线缝合;齿状线以下皮肤切口不予缝合,创面凡士林油纱布填塞。嵌顿痔也用同样方法切除。

(2)吻合器痔固定术:也称吻合器痔上黏膜环切术(PPH)。主要适用于Ⅲ、Ⅳ度内痔、非手术治疗失败的Ⅱ度痔核环状痔,直肠黏膜脱垂也可采用。其主要方法是使用管状吻合器(PPH)环形切除距齿状线 2cm 以上的直肠黏膜 2~4cm,使下移的肛垫上移固定。此术式与传统的手术比较,具有手术时间短、疼痛轻微、患者恢复快等优点。

(3)血栓性外痔剥离术:适用于治疗血栓性外痔。在局麻下将痔表面的皮肤切开,摘除血栓,伤口填入油纱布,不予缝合创面。

第六节　肛裂

肛裂是齿状线下肛管皮肤层裂伤后形成的小溃疡。方向与肛管纵轴平行,长约 0.5~1.0cm,常引起肛门剧痛。多见于中青年人,发生部位多于前或后正中线上。

一、病因及病理

肛裂的病因与多种因素有关。长期便秘引起排便时干结粪便机械性创伤是肛裂形成的直接原因。另外,肛管与直肠成角解剖异常及局部韧带血供不良、伸缩性能差也可能是肛裂形成的原因。

急性肛裂可见裂口边缘整齐,底浅,呈红色并有弹性,无瘢痕形成。慢性肛裂反复发作,底深且不整齐,质硬,边缘呈纤维化,肉芽灰白,其上方可见水肿的肛乳头。其下端皮肤可见有皮赘形成突出于肛门外,称为前哨痔。肛裂、前哨痔、肛乳头肥大同时存在称为肛裂"三联征"。

二、临床表现

剧烈疼痛、便秘和出血是肛裂的典型症状。疼痛具有典型的周期性:即排便时刀割样疼痛,便后短时疼痛减轻,其后由于内括约肌痉挛又产生剧痛,可持续数小时。临床称为括约肌挛缩痛。直至括约肌疲劳、松弛后疼痛减轻。反复发作称为肛裂疼痛周期。排便时可有少量出血但大出血少见。

三、鉴别诊断

1.血栓性外痔　疼痛是血栓性外痔的特点,活动与排便时加剧。肛诊时可见肛门处一卵圆形暗紫红色有一定张力包块。指诊肛门周围质硬性肿块,压痛明显。

2.肛周脓肿　肛门周围持续性跳痛,排便或行走时加重。肛门指诊肛门周围有硬结或肿块,局部温度增高,压痛或有波动感。B超可探及脓腔。

四、治疗

1.非手术治疗

(1)口服缓泻剂或液状石蜡,使大便松软、滑润;纠正便秘,增加饮水和多纤维食物,保持大便通畅。

(2)局部温水坐浴,保持局部清洁。

(3)局麻下手指扩张肛管,维持5分钟以去除括约肌痉挛。

2.手术治疗

(1)肛裂切除术:在局麻或腰麻下,全部切除前哨痔、肥大的肛乳头、肛裂缘及深部不健康组织,必要时垂直切断内括约肌和外括约肌皮下部分。

(2)内括约肌切断术:在局麻下于肛管一侧距肛缘1～1.5cm处作小切口达内括约肌下缘,分离内括约肌至齿状线,剪断内括约肌,充分扩肛后,彻底止血,缝合切口。可一并切除肥大的肛乳头、肛裂和前哨痔。

第七节　肛瘘

肛瘘为肛门周围肉芽肿性管道,由内口、瘘管和外口组成。内口常为一个,位于直肠下端或肛管部位;外口可有一个或多个,位于肛周皮肤上。经久不愈、反复发作。多见于青壮年。

一、病因和病理

绝大多数肛瘘是由直肠肛管脓肿引起。其内口多在齿状线上肛窦处,脓肿自行破溃或切开引流形成外口,位于肛周皮肤上。由于外口愈合较快,常常形成假性愈合,导致脓肿反复发作,再次破溃或切开引流,形成多个瘘管和外口,使单纯肛瘘变成复杂肛瘘。另外,肛管外伤感染、肿瘤、结核等也可以引起肛瘘,但很少见。

分类如下：

1.按位置分类　此为临床常用的分类。

(1)低位肛瘘：瘘管位于外括约肌深部以下,可分为低位单纯性瘘(一个瘘管)和低位复杂性瘘(多个瘘管)。

(2)高位瘘管：瘘管位于外括约肌深部以上,分为高位单纯瘘(一个瘘管)和高位复杂瘘(多个瘘管)。

2.按瘘管和括约肌的关系分类　有肛管括约肌间型、经肛管括约肌型、肛管括约肌上型和肛管括约肌外型。前两型多见分别占 70％和 25％;后两型少见分别占 4％和 1％。

二、临床表现

多有直肠肛管周围感染或肛旁脓肿病史。

肛周反复肿胀、疼痛、流脓或有分泌物,较大的高位瘘不受括约肌控制,常有粪便及气体排出,有瘙痒感。也可短时间封闭后再次破溃,外口闭合后局部可有红、肿、热、痛等炎症反应。

肛周可见一个或多个外口及肉芽组织,沿外口向肛门皮下可触及条索状物或硬结,挤压可有轻微疼痛,外口有分泌物溢出。

检查:直肠指诊:可触及硬索条状瘘管,有时能扪到内口;为防止形成假道,以软质探针自外口轻轻插入,经瘘管可达内口处,还可自外口注入 1～2ml 亚甲蓝溶液以观察内口的位置;碘油瘘管造影也是临床常用的检查方法。MRI 扫描能够清晰地显示瘘管的位置和与括约肌的关系,有的还能显示内口的位置。

三、治疗

1.非手术治疗　堵塞法:1％的甲硝唑、生理盐水冲洗瘘管后,用生物蛋白胶自外口注入。适用于单纯性肛瘘,无创伤、无痛苦但治愈率较低仅 25％。

2.手术治疗　原则是:切除或切开瘘管,使创面敞开,引流通畅,促使愈合。

(1)瘘管切开术:适用于低位肛瘘,手术在骶麻或局麻下进行,将瘘管全部切开,引流通畅,促使愈合。因瘘管在括约肌深部以下,切开仅损伤外括约肌皮下部分,不会使肛门失禁。

(2)挂线法:手术在骶麻或局麻下进行,将探针自外口插入,循瘘管走向由内口穿出,在内口处探针上缚以消毒的橡皮筋或丝线,引导穿过整个瘘管,将内外口之间的皮肤切开,后扎紧挂线。术后每日坐浴,保持清洁。在 3～5d 后再次扎紧挂线。一般术后 10～14d 挂线自行脱落,伤口愈合。适用于距肛门 3～5cm 内,有内外口低位或高位,单纯或复杂性瘘切开或切除后的辅助治疗。最大的优点是不会发生肛门失禁。

(3)肛瘘切除术:用于单纯性低位肛瘘,将瘘管全部切除直至正常组织。切除肛瘘后遗留的创面,一般以开放换药为原则。简单的表浅性低位肛瘘,切除瘘管后可考虑将创口一期缝合。

(4)对于复杂性肛瘘,需合并应用几种手术方法,如先使之成为单纯性肛瘘,再用挂线疗法处理。

第八节　肛门失禁

肛门失禁又称便失禁,是指肛门直肠节制和排粪功能障碍,不能随意控制排出粪便和气体,不能感知直肠内容物的容量和性质,不能控制夜间排便。

一、病因

外伤产伤、肛门手术、创伤、瘘、脓肿等引起肛门括约肌损伤。长期便秘引起的阴部神经变性。糖尿病、脊髓损伤、脑血管意外等。

二、诊断

1.临床表现　患者不能随意控制排泄粪便和气体。

(1)完全失禁:完全不能控制排泄粪便和气体,经常有粪便和肠液流出,肛周潮湿。

(2)不完全失禁:能控制干粪,不能控制稀粪。

(3)感觉性失禁:排便前有少量粪便溢出,腹泻时加重。

2.辅助检查

(1)视诊:肛门有畸形或缺损,闭合不紧。

(2)指诊:肛管直肠环和括约肌松弛,但感觉性失禁时此项无异常。

(3)肛管直肠压力测定:了解基础压力及收缩压力,90%的患者获得正确诊断。

(4)排粪造影:排便使肛管直肠角变钝,不自主的漏出钡剂是肛门失禁的可靠指标。

(5)肛管直肠腔内 B 超和磁共振成像可检查肛管各个方向内外括约肌的厚度和完整性,对外伤性肛门失禁有极高的诊断价值。

三、治疗

1.非手术治疗 调理饮食、药物止泻、提肛训练、电刺激治疗等；解除由直肠脱垂或内痔脱出引起的肛门失禁。

2.手术治疗 通过手术，恢复直肠、肛管、肌肉和肛管皮肤的正常解剖学和生理状态，重建肛管和直肠的角度，修补肌肉或移植肛管皮肤。根据发病原因、损伤范围，采取以下不同手术方法：

(1)肛管括约肌修补术：切除括约肌断端的瘢痕，将肌肉缝合。

(2)括约肌折叠术：将括约肌折叠缝合，收紧肛管。

(3)Parks肛门后方盆底修补术：恢复肛直角正常角度，缝合缩短括约肌。

(4)括约肌成形术：用股薄肌和臀大肌移植于肛管周围，加强括约肌功能。

(5)人工肛门括约肌植入术：适合于严重的括约肌失禁患者，有多种型号，患者通过植入体内的控制泵，达到其安全控制干便、稀便、气体的排泄。

第九节 直肠脱垂

直肠壁部分或全层向下移位，称为直肠脱垂。仅直肠黏膜脱垂称为直肠黏膜脱垂或不完全脱垂。如果下移的直肠壁在直肠腔内，称为直肠内脱垂；下移到肛门外称为外脱垂。

一、病因病理

病因不明，认为与多因素有关。

1.解剖因素 幼儿发育不良、年老体弱、营养不良者，易出现肛提肌和盆底筋膜薄弱无力；手术、外伤损伤直肠周围肌或神经等都可使直肠周围组织对直肠的固定减弱，发生直肠脱垂。

2.腹压增高 便秘、腹泻、前列腺肥大、慢性咳嗽、多产等使腹压增高，使直肠脱垂。

3.其他 内痔、直肠息肉经常脱出，向下牵拉直肠黏膜，诱发黏膜脱垂。

二、临床表现

主要症状为排便时有肿物从肛门脱出，开始时较小，排便完自行还纳。随着时间延长，发生脱垂的次数增加，脱出体积也随之增大，便后不能自行还纳，需用手复位。随着病情加重,可引起不同程度的肛门失禁,常有黏液流出引起肛周皮肤瘙痒和皮肤湿疹。

检查时嘱患者下蹲后用力屏气,使直肠脱出,肛门可见圆形、红色、表面光滑肿物。黏膜皱襞呈放射状;脱出一般不超过 3cm;指诊仅触及两层黏膜;肛门收缩无力。直肠完全脱垂严重时,可见排便后有 10～15cm 甚至更长肠管脱出。

三、鉴别诊断

环状内痔:病史不同,环状内痔脱垂时,可见到充血肥大的痔块,呈梅花状,易出血。直肠指诊,括约肌收缩有力,而直肠黏膜脱垂则松弛。

四、治疗

1.一般治疗　幼儿直肠脱垂有自愈的可能,应该注意缩短排便时间,便后立即将脱出的肠管复位。成人也应积极治疗便秘、咳嗽等引起腹内压升高的因素,保持大便通畅。以避免使直肠脱垂加重和治疗后复发。

2.注射治疗　将硬化剂注射到脱垂部位的黏膜下层内使黏膜和肌层产生无菌性炎症,粘连固定。常用的注射剂有 5％的苯酚植物油和 5％的盐酸奎宁尿素水溶液。

3.手术治疗　成人完全直肠脱垂以手术治疗为主。手术方法很多,各有优点和不同的复发率。手术途径有四种:经腹部、经会阴、经腹会阴和经骶部。直肠悬吊固定术治疗直肠脱垂的疗效肯定。术中游离直肠后,可通过多种方法将直肠和乙状直肠固定在周围组织上。可同时缝合松弛的骨盆筋膜、肛提肌,切除冗长的乙状结肠、直肠。

经会阴手术操作安全,但容易复发。近年来,采用痔上黏膜环切(PPH)方法治疗直肠黏膜脱垂取得较好的疗效。对于年老体弱患者进行肛门环缩术治疗直肠脱垂。

第十节　直肠息肉

一、概述

直肠息肉泛指直肠黏膜突向肠腔的隆起性病变。直肠是息肉的多发部位,并常常合并有结肠息肉。病理上常将息肉分为肿瘤性息肉和非肿瘤性息肉。肿瘤性息肉可分为管状腺瘤、绒毛状腺瘤和混合性腺瘤三类,有恶变倾向,其癌变率为1.4%~9.2%。

二、诊断标准

1.症状 主要表现为大便带血,色鲜红,常附在粪便表面,少数患者可有大量便血。长期慢性少量出血可导致贫血。息肉可随排便而脱出肛门外。可伴有直肠下坠感,大便次数增多,黏液便或黏液血便。息肉恶变具有与肿瘤一样的特点。

2.体检 直肠指检大多能触及质软、有弹性、带蒂之大小不一、单个或多个肿物,有时指套带血或黏液。

3.实验室检查 息肉合并出血时大便潜血试验阳性。

4.辅助检查 直肠镜或乙状结肠镜检查可直视肿物,并取组织活检,明确肿物性质。结肠 X 线气钡双重造影可确定息肉部位及数目。约30%的直肠息肉患者为多发结肠息肉,故应常规行纤维结肠镜或结肠 X 线气钡双重造影以了解全结肠情况,以防漏诊。

三、鉴别诊断

1.直肠癌 直肠指检肿块形状不规则,质地较硬。直肠镜或结肠镜下肿瘤形态不同,取组织活检可明确诊断。

2.直肠类癌 直肠指检为黏膜下肿物,表面光滑,质硬,可以活动。

四、治疗原则

位于直肠上端的带蒂息肉可考虑经直肠镜或乙状结肠镜电灼法切除,无法或不宜电灼切除时可经腹切开直肠切除;中下段直肠息肉可经肛、经骶尾部或经肛门括约肌途径切除。对已癌变的息肉应按癌肿处理,除癌变属早期癌可作局部切除外,其余均应行一定程度的扩大切除术。经肛门内镜微创手术(TEM)切除直肠肿瘤,该术式克服了传统局部手术难以达到直肠中、上段且不易获得满意视野的问题,理论上可切除距肛缘 20cm 的肿瘤,术中视野清晰,肿瘤完整切除率非常高,术后并发症少。

第十一节　直肠癌

一、概述

直肠癌是乙状结肠直肠交界处至齿状线之间的癌,是消化道常见的恶性肿瘤,占消化道癌的第二位。

二、诊断标准

1.症状　排便习惯改变,次数增多或便秘。大便带血或黏液血便,脓血便,便不尽感,便形变细。肿物局部侵犯可致直肠内或骶尾部疼痛,尿频尿痛等症状。癌肿转移至肝或腹膜,可出现肝大、黄疸、腹水等。

2.体检　直肠指诊是诊断中下段直肠癌的重要方法。指诊时可触及突出、表面高低不平、质地硬的肿块,指套带血或黏液。

3.实验室检查　常规检查血 CA 系列,CEA 升高有辅助诊断价值。血常规检查有时表现为血红素降低。便潜血试验可阳性,多次检查可提高检出率。

4.辅助检查　直肠镜或乙状结肠镜检查可直视肿物,并取组织活检,明确肿物性质。术前尽可能行纤维结肠镜、结肠气钡双重造影或 CT 结肠重建以了解全结肠情况,排除结肠多发性病变或息肉病变。

三、临床病理分期

Dukes 分期如下:

Dukes A 期:癌肿浸润深度限于直肠壁内,未超出浆肌层,且无淋巴结转移。

Dukes B 期:癌肿超出浆肌层,亦可侵入浆膜外或直肠周围组织,但尚能整块切除,且无淋巴结转移。

Dukes C 期:癌肿侵犯肠壁全层,伴有淋巴结转移。

C_1 期:癌肿伴有癌灶附近肠旁及系膜淋巴结转移。

C_2 期:癌肿伴有系膜动脉根部淋巴结转移,尚能根治切除。

Dukes D 期:癌肿伴有远处器官转移,或因局部广泛浸润或淋巴结广泛转移不能根治性切除。

四、鉴别诊断

1.痔 痔和直肠癌不难鉴别,误诊常因未行认真检查所致。痔一般多为无痛性便血,血色鲜红不与大便相混合,直肠癌便血常伴有黏液而出现黏液血便和直肠刺激症状。对便血患者必须常规行直肠指诊。

2.肛瘘 肛瘘常由肛瘘炎而形成肛旁脓肿所致。患者有肛旁脓肿病史,局部红肿疼痛,与直肠癌症状差异较明显,鉴别比较容易。

3.阿米巴肠炎 症状为腹痛、腹泻,病变累及直肠可伴里急后重。粪便为暗红色或紫红色血液及黏液。肠炎可致肉芽及纤维组织增生,使肠壁增厚,肠腔狭窄,易误诊为直肠癌,纤维结肠镜检查及活检为有效鉴别手段。

4.直肠息肉 主要症状是便血,直肠指检可触及质软、带蒂之大小不一肿物。直肠镜或纤维结肠镜检查及活检为有效鉴别手段。

5.直肠类癌 早期无症状,直肠指检为黏膜下肿物,表面光滑,质硬可以活动。

五、治疗原则

手术切除是直肠癌的主要治疗方法,术后辅助放化疗可以提高Ⅲ期直肠癌患者的生存率。对于中低位的局部进展期直肠癌术前放化疗(新辅助治疗)能提高手术切除率、降低复发率,成为常规的治疗手段。因此,直肠癌的治疗强调以手术为主的综合治疗。

直肠癌根治术有多种手术方式,常见手术治疗包括:①腹会阴联合直肠癌根治术(APR);②经腹前切除术(LAR);③Parks 手术;④Hartmann 手术;⑤经肛门或经骶尾部局部切除等。近年来,双吻合器技术的应用使得中下段直肠癌的保肛率有了明显提高。全直肠系膜切除(TME)和保留盆自主神经的直肠癌根治术(PANP)的开展,有效地降低了直肠癌术后的局部复发率和减少了盆腔自主神经损伤。直肠癌根治术应遵循 TME 原则:①直视下在骶前间隙进行锐性分离;②保持盆筋膜脏层的完整无损;③肿瘤远端直肠系膜切除不得少于 5cm 或全系膜,切除肠段至少距肿瘤 2cm。

近年来随着腔镜技术的不断成熟,手术器械的日益进步,腹腔镜直肠癌手术在一些微创中心逐渐开展,其疗效有待进一步的前瞻性随机对照研究结果。

第十章　肝脏疾病

第一节　细菌性肝脓肿

细菌性肝脓肿是指由化脓性细菌侵入肝脏形成的肝内化脓性感染灶。本病多见于男性，男女之比约为 2∶1。临床上以寒战、高热、肝区疼痛、肝大和压痛为主要表现。

一、诊断标准

1.临床表现　通常继发于某种感染性疾病，起病较急，主要症状是寒战、高热、肝区疼痛和肝大。

（1）寒战、高热，体温常可高达 39℃～40℃，多表现为弛张热。

（2）肝区钝痛或胀痛多为持续性，有的可伴右肩牵涉痛，右下胸及肝区叩击痛。肿大的肝有压痛；如脓肿在肝前下缘比较表浅部位时，可伴有右上腹肌紧张和局部明显触痛。

（3）巨大的肝脓肿可使肝脏显著增大，查体时可发现右季肋呈饱满状态，有时甚至可见局限性隆起，局部皮肤可出现凹陷性水肿，触诊可及肿大的肝脏。

（4）患者可出现食欲不振、全身乏力等症状。严重时或并发于胆道梗阻者，可出现黄疸。

2.诊断要点

（1）继发于全身性细菌感染、腹腔内或胆道感染后，出现突发寒战、高热、肝区疼痛，伴乏力、食欲不振。

（2）肝脏肿大，可有明显触痛及肝区叩击痛，甚至右肋缘下局限性肌紧张及压痛，局部皮肤水肿。

（3）血白细胞及中性粒细胞计数增多。

（4）肝功能轻度或中度损害，可能出现肉眼可见的黄疸。

（5）超声检查显示肝内多发或单发液性暗区，CT 检查显示肝内低密度灶。

MRI、选择性肝动脉造影及放射性核素扫描亦有助于诊断。

（6）X线胸片可见右侧膈肌升高，活动受限，肝阴影增大或膈肌外形有局部隆起，有时可见右侧反应性胸膜肥厚或右侧胸腔积液；左叶肝脓肿常有胃小弯受压征象。

（7）肝脏穿刺抽出脓液，多为灰黄色或黄色，细菌学检查确定致病菌。

二、治疗原则

1.全身支持治疗　给予充分营养，纠正水及电解质平衡紊乱，高热时给予物理降温，疼痛及呕吐给予对症处理。必要时多次小量输血或血浆。

2.大剂量抗生素治疗　细菌性肝脓肿的致病菌以大肠埃希菌、金黄色葡萄球菌和厌氧菌为常见，在未确定病原菌以前，应首选对此类细菌有效的抗生素；应行脓液细菌培养或多次血培养检查，然后根据细菌培养及抗生素敏感测试结果选用有效的抗生素。疗程宜长，直到症状控制、发热消退之后仍继续应用 3～5d。

3.手术治疗

（1）对于大的单个脓肿，应施行切开引流。

（2）慢性局限性厚壁脓肿，也可行肝叶切除术。

（3）多发性小脓肿一般不宜手术治疗，但对其中较大的脓肿，也可切开引流。

（4）对于症状重、全身状况极差，手术风险较大者，也可谨慎考虑行 CT 或 B 超定位指导下的经皮经肝脓肿穿刺置管引流术。

（5）手术中应注意脓肿已向胸腔破溃者，应同时引流胸腔；胆道感染引起的肝脓肿，应同时行胆道引流；血源性肝脓肿，应积极治疗原发病灶。

第二节　阿米巴性肝脓肿

阿米巴性肝脓肿是指由阿米巴原虫侵及肝脏所形成的肝脓肿。通常并发于治疗不及时的阿米巴肠病，主要见于热带、亚热带地区。近年来由于对阿米巴肠病诊断和治疗方面的进步，在我国阿米巴性肝脓肿已越来越少。阿米巴性肝脓肿多为单发，以肝右叶，尤其是右顶叶常见。典型的阿米巴性肝脓肿，其脓液呈巧克力样，无臭味，由坏死、液化的肝组织和白细胞组成，其内很少能找到阿米巴滋养体，阿米巴滋养体主要位于脓肿壁上。当阿米巴性肝脓肿合并细菌感染时，其脓液为黄色或黄绿色，常有恶臭。

一、诊断标准

1.临床表现

阿米巴性肝脓肿的临床表现与病程、脓肿大小及部位、有无并发症有关。常有食欲不振、腹胀、恶心、呕吐,腹泻、痢疾等症状。

较为特异的表现如下。

(1)大多缓慢起病,有不规则发热、盗汗等症状,发热以间歇型或弛张型居多,有并发症时体温常达39℃以上,并可呈双峰热。体温大多午后上升,傍晚达高峰,夜间热退时伴大汗。

(2)肝区痛为本病之重要症状,呈持续性钝痛,深呼吸及体位变更时增剧,夜间疼痛常更明显。右叶顶部脓肿可刺激右侧膈肌,引起右肩痛,或压迫右下肺引起肺炎或胸膜炎征象,如气急、咳嗽、肺底迫右下肺引起肺炎或胸膜炎征象,如气急、咳嗽、肺底浊音界升高,肺底闻及湿啰音,局部有胸膜摩擦音等。脓肿位于肝下部时可引起右上腹痛和右腰痛。

(3)肝脏往往呈弥漫性肿大,病变所在部位有明显的局限性压痛及叩击痛,肝脏下缘钝圆,质韧。

(4)黄疸少见且多轻微,多发性脓肿中黄疸的发生率较高。

(5)慢性病例呈衰竭状态,消瘦、贫血、营养性水肿,发热反不明显。部分晚期患者肝大质坚,局部隆起,易误为肝癌。

2.诊断要点

(1)继发于阿米巴痢疾后,有一部分患者痢疾史不明显。

(2)起病较缓慢,病程较长,表现为长期不规则发热、乏力、肝区疼痛,体检可发现肝大,肝区叩痛,贫血较明显。

(3)如无继发细菌感染,血液细菌培养为阴性,但血清学阿米巴抗体检测为阳性。

(4)部分患者新鲜粪便中可找到阿米巴滋养体。肝穿刺常可抽得棕褐色脓液,有时可找到阿米巴滋养体,若无混合感染,细菌培养为阴性。

(5)抗阿米巴药物治疗有效。

(6)结肠镜检查可见结肠有特征性凸凹不平的坏死溃疡灶或愈合后瘢痕,自溃疡面取材做镜检可找到阿米巴滋养体。

(7)腹部B超检查可见肝内不均质的液性暗区,与周围肝组织分界清楚。

(8)除外细菌性肝脓肿及肝癌。

二、治疗原则

（1）首先应考虑非手术治疗，以抗阿米巴药物治疗和支持治疗为主，常用的药物有甲硝唑、氯喹啉和盐酸吐根碱。对脓肿较大、症状较重者，应在抗阿米巴药物治疗下反复行肝穿刺吸脓。

（2）手术治疗：

①闭式引流术：对病情较重、脓腔较大、积脓较多者，脓肿位于右半肝表浅部位者，或多次穿刺吸脓后脓液不见减少者，可在抗阿米巴药物治疗的同时行闭式引流术。

②切开引流术：适用于：经抗阿米巴药物治疗及穿刺排脓后高热不退者；伴有继发性细菌感染，经综合治疗不能控制者；脓肿穿破入胸腔或腹腔，并发脓胸及腹膜炎者；左外叶肝脓肿，穿刺易损伤腹腔内脏器或污染腹腔者；脓肿位置较深，不易穿刺吸脓者。

③肝叶切除术：对慢性厚壁脓肿、药物和引流治疗效果不佳者，可行肝叶切除术。

第三节　肝棘球蚴病

肝包虫病是牧区较常见的寄生虫，也称肝棘球蚴病。在中国主要流行于畜牧业发达的新疆、青海、宁夏、甘肃、内蒙古和西藏等省区。犬绦虫寄生在狗的小肠内，随粪便排出的虫卵常黏附在狗、羊的毛上，人吞食被虫卵污染的食物后，即被感染。虫卵经肠内消化液作用，蚴脱壳而出，穿过肠黏膜，进入门静脉系统，大部分被阻留于肝脏内。蚴在体内经 3 周便发育为包虫囊。包虫囊肿在肝内逐渐长大，依所在部位引起邻近脏器的压迫症状，并可发生感染、破裂播散及空腔脏器阻塞等并发症。

一、诊断标准

1.临床表现

（1）潜伏期长达 5～30 年。患者常具有多年病史、病程呈渐进性发展。就诊年龄以 20～40 岁为最多。

（2）初期症状不明显，可于偶然中发现上腹包块开始引起注意。发展至一定阶段时，可出现上腹部胀满感，轻微疼痛或压迫邻近器官所引起的相应症状。

(3)肿块压迫胃肠道时,可有上腹不适、食欲减退、恶心、呕吐和腹胀等。位于肝顶部的囊肿可使膈肌向上抬高,压迫肺而影响呼吸;位于肝下部的囊肿可压迫胆道,引起阻塞性黄疸,压迫门静脉可产生腹水。

(4)更常见的情况是患者因各种并发症而就诊。如因过敏反应而有皮肤瘙痒、荨麻疹、呼吸困难、咳嗽、发绀、呕吐、腹痛。

(5)囊肿的继发性感染是很常见的症状。

(6)查体肝区多能扪及圆形、光滑、弹性强的囊性肿物。当囊腔大于 10cm,因子囊互相撞击或碰撞囊壁,常有震颤感,称包囊性震颤。若囊腔钙化,则可触及质地坚硬的实质性肿块。

2.诊断要点

(1)有牧区工作或居住史,或与犬密切接触史。

(2)病程较长,发展缓慢;可有上腹饱胀不适和隐痛,或有邻近器官压迫症状;常有过敏症状。

(3)体检可扪及右上腹圆形肿块,光滑、有弹性,肝浊音界可扩大。

(4)包虫皮内试验多为阳性;若棘球蚴已死或囊肿破裂,补体结合试验为阳性。血嗜酸性粒细胞计数增高。

(5)B超检查可见肝内液性暗区,外囊壁肥厚,钙化时呈弧形回声伴声影,有时暗区内可见漂浮光点反射。CT检查亦示肝内囊性肿物。

(6)X线检查示右侧膈肌抬高,肝内密度均匀、边界整齐的肿块影,周围有絮状钙化影。

二、治疗原则

(1)以手术治疗为主,原则为彻底清除内囊,防止囊液外溢,消灭外囊残腔和预防感染。

(2)手术方式

①无并发症者可行单纯内囊摘除术,术中应以 10％福尔马林液杀灭头节。

②有化脓性感染者在此基础上还须行闭式引流或袋状缝合术。

③肝切除术适用于局限于肝叶的多发囊肿、孤立巨大的厚壁囊肿伴患侧肝组织萎缩者,囊肿合并感染形成厚壁的慢性脓肿者,经引流后囊腔经久不愈、遗留瘘管者,或患局限的肝泡状棘球蚴病者。

(3)手术不彻底、不能手术或术后复发的肝包虫病,应选用药物治疗,常用的药物有甲苯咪唑、丙硫咪唑和吡喹酮。

第四节　原发性肝癌

原发性肝癌是常见的恶性肿瘤。由于起病隐匿，早期没有症状或症状不明显，进展迅速，确诊时大多数患者已经达到局部晚期或发生远处转移，治疗困难，预后很差，如果仅采取支持对症治疗，自然生存时间很短。原发性肝癌主要包括肝细胞癌、肝内胆管细胞癌和肝细胞癌-肝内胆管细胞癌混合型等不同病理类型，在其发病机制、生物学行为、组织学形态、临床表现、治疗方法及预后等方面均有明显的不同；由于其中肝细胞癌占到90%以上，故本文所指的"肝癌"主要是指肝细胞癌。

一、诊断标准

1.临床表现　在肝癌早期，多数患者没有明显的症状和体征，随着疾病进展可出现轻度肝大、黄疸和皮肤瘙痒等非特异性表现。中晚期肝癌，常见肝区疼痛、黄疸、肝大（质地硬，表面不平，伴有或不伴结节，血管杂音）和腹腔积液等。如果原有肝炎、肝硬化的背景，可以发现肝掌、蜘蛛痣、红痣、腹壁静脉曲张及脾脏肿大等。

（1）在肝癌的亚临床前期，即指从病变开始至诊断亚临床肝癌之前，患者没有临床症状与体征，临床上难以发现，通常大约10个月时间。

（2）在肝癌亚临床期（早期），瘤体约3～5cm，大多数患者仍无典型症状，诊断仍较困难，多为血清AFP普查发现，平均8个月左右，期间少数患者可以有上腹闷胀、腹痛、乏力和食欲不振等慢性基础肝病的相关症状。因此，对于具备高危因素，发生上述情况者，应该警惕肝癌的可能性。

（3）在肝癌的临床期，即出现典型症状后，往往已达中、晚期肝癌，此时病情发展迅速，共约3～6个月，其主要表现如下。

①肝区疼痛：右上腹疼痛最常见，为本病的重要症状。常为间歇性或持续性隐痛、钝痛或胀痛，随着病情发展加剧。

②食欲减退：饭后上腹饱胀，消化不良，恶心、呕吐和腹泻等症状，因缺乏特异性，容易被忽视。

③消瘦、乏力：全身衰弱，少数晚期患者可呈现恶病质状况。

④发热：比较常见，多为持续性低热，37.5℃～38℃左右，也可呈不规则或间歇性、持续性或者弛张型高热。

⑤肝外转移灶症状：如肺部转移可以引起咳嗽、咯血；胸膜转移可以引起胸痛

和血性胸腔积液;骨转移可以引起骨痛或病理性骨折等。

⑥晚期患者常出现黄疸、出血倾向(牙龈、鼻出血及皮下瘀斑等)、上消化道出血、肝性脑病,以及肝、肾功能衰竭等。

⑦伴癌综合征:即肝癌组织本身代谢异常或癌组织对机体产生的多种影响引起的内分泌或代谢紊乱的症候群。临床表现多样且缺乏特异性,常见的有自发性低血糖症、红细胞增多症;其他有高脂血症、高钙血症、性早熟、促性腺激素分泌综合征、皮肤卟啉症、异常纤维蛋白原血症和类癌综合征等,但比较少见。

2.诊断依据

(1)病理学诊断标准:肝脏占位病灶或者肝外转移灶活检或手术切除组织标本,经病理组织学和(或)细胞学检查诊断为 HCC,此为金标准。

(2)临床诊断标准:主要取决于三大因素,即慢性肝病背景、影像学检查结果及血清 AFP 水平。结合我国的国情、既往的国内标准和临床实际,"中国原发性肝癌诊疗规范(2011 版)"要求在同时满足以下条件中的①+②A 两项或者①+②B+③三项时,可以确立 HCC 的临床诊断。

①具有肝硬化以及 HBV 和(或)HCV 感染[HBV 和(或)HCV 抗原阳性]的证据。

②典型的 HCC 影像学特征:同期多排 CT 扫描和(或)动态对比增强 MRI 检查显示肝脏占位在动脉期快速不均质血管强化,而静脉期或延迟期快速洗脱。

A.如果肝脏占位直径≥2cm,CT 和 MRI 两项影像学检查中有一项显示肝脏占位具有上述肝癌的特征,即可诊断 HCC。

B.如果肝脏占位直径为 1～2cm,则需要 CT 和 MRI 两项影像学检查都显示肝脏占位具有上述肝癌的特征,方可诊断 HCC,以加强诊断的特异性。

③血清 AFP≥400μg/L 持续 1 个月或≥200μg/L 持续 2 个月,并能排除其他原因引起的 AFP 升高,包括妊娠、生殖系胚胎源性肿瘤、活动性肝病及继发性肝癌等。

二、治疗原则

对肝癌特别是小肝癌进行"早期治疗"是改善肝癌预后的最主要因素,对不能切除的大肝癌进行多模式的"综合治疗"和二期切除、对复发癌进行再手术等"积极治疗"可提高肝癌的生存率。

1.手术切除 手术治疗仍为能实际延长肝癌生存期的首选治疗方法。

(1)适应证

①全身情况良好,无明显黄疸、腹水、下肢水肿或远处转移者。

②肝功能正常或处于代偿期。

③不伴有严重的心、肺、肾功能障碍，能耐受肝脏手术。

④病变局限于半肝以内，未侵及肝门和下腔静脉。

（2）手术方式：包括局部切除、肝段切除、肝、叶切除、半肝切除、左三叶和右三叶切除术等，采取何种术式应根据肿瘤大小、生长部位、肝硬化程度及患者的全身状况决定。

（3）不能切除的肝癌：经综合治疗如 HAL＋HAI、经皮选择性肝动脉插管灌注化疗及栓塞治疗（TACE）、放疗、导向治疗等使肿瘤缩小后，可行二期手术、切除肿瘤。

（4）肝癌手术后经复查 AFP 以及行 B 超、CT、MRI 等影像学检查发现肿瘤复发，估计病变局限有可能切除，且患者能够耐受手术，可再次行手术治疗。

2.肝移植　与肝部分切除术治疗肝癌相比，肝移植不仅切除了肝癌，也切除了肝癌多中心发生的肝硬化，具有理论上的优越性。目前的经验表明，肝移植对符合米兰标准的早期肝癌的疗效较好，对晚期肝癌亦有一定疗效。

3.热消融治疗　热消融治疗以射频消融和微波消融最为常见。热消融治疗肝癌的适应证为合并严重肝硬化，不能耐受切除手术者；主癌切除后，余肝或切缘有残癌者；复发性肝癌。

4.非外科治疗

（1）经皮选择性肝动脉插管灌注化疗及栓塞治疗：行 TACE 可大大提高肿瘤内的药物浓度，切断肿瘤的营养来源，促使肿瘤缺血坏死。凡不能手术切除的肝癌均可用 TACE 治疗，但门静脉主干有癌栓、肝硬化严重肝功能严重失代偿、有黄疸、腹水、肾功能不全者不宜应用。肝段 TACE，即将微导管超选至供养肿瘤的肝动脉段级分支行化疗后，再以过量碘油行肝段性栓塞，可同时栓塞肝肿瘤的供血动脉、微血管和瘤周小静脉分支，不但可达到肝动脉、门静脉联合栓塞，产生类似外科肝段切除的效果，而且副作用小，肝功能不受损害或很轻。

（2）B 超导引下经皮肝穿刺瘤内注射无水乙醇（PEIT）：肿瘤直径小于 3cm 或复发性肝癌及肝硬化严重、不能耐受手术切除的小肝癌，可行 B 超导引下经皮肝穿刺瘤内注射无水乙醇治疗。

（3）分子靶向治疗：经年来以索拉菲尼为代表的分子靶向药物应用于肝癌的治疗并取得了一定的效果。但是此类药物价格昂贵、副作用大，应根据患者具体情况谨慎选择。

（4）除上述治疗方法外，还可选用全身化疗、免疫治疗、放射治疗、中医药治疗和对症治疗等。

（5）肝癌破裂内出血时需行紧急抢救处理，包括输血、应用止血药物、抗休克等。急诊 CT 证实为局限性病灶时，可考虑行急诊剖腹探查并行肝癌切除，病灶不能切除的可试用肝动脉结扎、栓塞或填塞止血等急救措施。

第五节　转移性肝癌

转移性肝癌系由全身各脏器的癌肿转移至肝脏形成。由于肝脏接受肝动脉和门静脉双重血供，血流量异常丰富，全身各脏器的恶性肿瘤大都可转移至肝脏，但以肺、乳腺、结肠、胰腺和胃部肿瘤最为常见。在原发性肝癌发病率低的区域，如北美和西北欧等地，继发性肝癌的发病率相对较高，为原发性肝癌的13～64倍，中国二者较为接近。继发性肝癌有时与原发性肝癌不易区别，当原发癌灶比较隐匿时亚临床期继发性肝癌的早期诊断较为困难。

一、诊断标准

1.临床表现

（1）继发性肝癌的临床表现与原发性肝癌相似，但因无肝硬化，常较后者发展缓慢，症状也较轻。

（2）早期主要为原发灶的症状，肝脏本身的症状并不明显，大多在原发癌术前检查、术后随访或剖腹探查时发现。

（3）随着病情发展，肿瘤增大，肝脏的症状才逐渐表现出来，如肝区痛、闷胀不适、乏力、消瘦、发热、食欲不振及上腹肿块等。

（4）晚期则出现黄疸、腹水、恶病质。

（5）少数患者（主要是来源于胃肠、胰腺等）肝转移癌症状明显，而原发病灶隐匿不明显。

2.诊断要点

（1）常有原发癌病史，常见者为结直肠癌、胰腺癌、胃癌等。

（2）临床上以原发癌的表现为主，少数可仅有转移性肝癌的征象，如肝大、肝结节、肝区疼痛、黄疸等。

（3）常无肝病背景，HBV 和 HCV 常阴性。

（4）触诊时肿瘤结节较硬而肝脏质地较软。

（5）癌胚抗原（CEA）常升高。

（6）CT 等影像学检查示肝脏散在多发病灶，超声显像示"牛眼征"，动脉造影示血管较少，^{99m}Tc-吡哆醛-5-甲基色氨酸（^{99m}Tc-PMT）扫描为阴性。

（7）除个别来源于胃、胰腺的转移性肝癌外，血清 AFP 多为阴性。

二、治疗原则

（1）转移性肝癌仅累及一叶肝脏或病灶局限者，若其原发病灶可以或已经被切除，可将受累部分肝脏切除。

（2）当肝脏病灶不能被切除时，可行肝动脉结扎、肝动脉插管化疗、肝动脉栓塞加化疗、全身化疗、体内放射性微球放疗、体外放疗、免疫治疗、区域性射频消融治疗或中药治疗。

（3）若肝转移癌较广泛，原发癌亦属晚期，不宜切除，可用中西医结合疗法行姑息性治疗。

第六节　肝血管瘤

肝血管瘤是一种较为常见的肝脏良性肿瘤，临床上以海绵状血管瘤最多见，自然人群尸检发现率为 0.35%～7.3%，占肝良性肿瘤的 5%～20%。近年来，随着人们健康体检的意识提高及各种影像诊断技术的进步，无症状的小血管瘤发现率明显升高。多数病例临床无症状或症状轻微，病程长、生长缓慢，预后良好。

一、诊断标准

1.临床表现

（1）多数肝血管瘤无明显不适症状，多在健康体检常规行 B 超检查或行腹部手术时被发现。

（2）当血管瘤增大至 5cm 以上时，可能出现非特异性的腹部症状。

①胃肠道症状：可出现右上腹隐痛和不适，以及食欲不振、恶心、呕吐、嗳气、食后胀饱和消化不良等。

②压迫症状：巨大的血管瘤可对周围组织和器官产生推挤和压迫。压迫食管下端，可出现吞咽困难；压迫肝外胆道，可出现阻塞性黄疸和胆囊积液；压迫门静脉系统，可出现脾大和腹水；压迫肺脏可出现呼吸困难和肺不张；压迫胃和十二指肠，可出现消化道症状等。

③肝血管瘤破裂出血，可出现上腹部剧痛，以及出血和休克症状，是最严重的

并发症之一,多为生长于肋弓以下较大的肝血管瘤因外力导致。但临床上非常罕见。

④Kasabach-Memtt综合征,为血管瘤同时伴有血小板减少、大量凝血因子消耗引起的凝血异常。其发病机制为巨大血管瘤内血液滞留,大量消耗红细胞、血小板、凝血因子Ⅱ、Ⅴ、Ⅷ和纤维蛋白原,引起凝血机制异常,可进一步发展成DIC。

⑤其他:游离在肝外生长的带蒂血管瘤扭转时,可发生坏死,出现腹部剧痛、发热和虚脱。也有个别患者因血管瘤巨大有动静脉瘘形成,导致回心血量增多和加重心脏负担,导致心力衰竭而死亡。另也有罕见的胆道出血者。

2.诊断要点

(1)常见于女性、病程较长、肿瘤增长较慢。一般无症状,当肿瘤较大时出现邻近器官受压迫症状。

(2)体检可发现肝脏肿大或上腹部肿块,随呼吸上下移动,表面平整无结节感,硬度不大,可有压缩感,无压痛,有时可闻及肝区血流杂音。

(3)常无肝病背景,HBV 和 HCV 常阴性;肿瘤有时很大但不伴有肝功能异常;AFP 阴性。

(4)超声检查显示肿瘤边界清晰、无声晕,浅表者加压可凹陷。增强 CT 扫描示病灶由周边开始逐渐被造影剂填充且伴有造影剂延迟排空。选择性动脉造影检查可见造影剂聚集于肿瘤内,清除缓慢。

(5)核素肝血池扫描明确填充;^{99m}Tc～PMT 扫描为阴性。

(6)病理检查确诊。

二、治疗原则

(1)肝血管瘤为良性疾病,目前尚未有恶变的报道。因此对于小的无症状的肝血管瘤定期复查即可。

(2)有症状的血管瘤或直径超过 10cm 的血管瘤并处于易受外伤的部位或不能除外肝癌者应行血管瘤摘除术或肝叶切除术。

(3)病变广泛不能行切除术者,可行肝动脉或门静脉结扎术、肝动脉插管栓塞术。

(4)推测外源性的雌激素偶可导致巨大血管瘤的复发,故应慎用。

第七节　肝腺瘤

肝腺瘤亦称肝细胞腺瘤是较少见的肝脏良性肿瘤。据报道长期服用避孕药者该病的发病率为(3～4)/1万,而在不服用避孕药及服用避孕药史短于2年的妇女该病的发病率仅为1/100万。在肝脏良性肿瘤中,肝腺瘤的发病率仅次于肝血管瘤。

一、诊断标准

1.临床表现　临床表现随肿瘤大小、部位及有无并发症而不同。

(1)5%～10%无任何症状,系查体或手术时偶然发现。

(2)肿瘤长大到一定程度时,才会出现下列临床征象。

①腹块型:此型较多见,患者除发现上腹包块外,常无任何症状。体检时可扪及肿瘤。当肿块逐渐增大而压迫邻近脏器时,可出现上腹部饱胀不适恶心、上腹隐痛等症状,超声或肝CT检查,可发现肝脏占位性病变,边界较清楚多有包膜。

②急腹症型:腺瘤由单独动脉供血动脉一般没有结缔组织支持,经常出现瘤内出血,有时会导致包膜破裂。瘤内出血患者可有突发性右上腹痛,伴有恶心呕吐、发热等,体检时可有右上腹肌紧张压痛及反跳痛;肿瘤破裂引起腹腔内出血时,可出现右上腹剧痛、腹部有压痛和反跳痛等腹膜刺激症状,严重者可因出血过多造成休克。

2.诊断要点

(1)以妇女多见,常有口服避孕药史。

(2)早期常无症状,肿瘤较大、压迫邻近器官者,可出现上腹胀满或隐痛。

(3)瘤内出血者可出现发作性右上腹痛,伴发热,右上腹有压痛并伴肌紧张;肿瘤破裂出血时,表现为急腹症并伴有失血性休克。急性出血发作与月经关系密切。

(4)有症状者常可扪及肝脏肿块,表面光滑,质地较硬,多无压痛,若为囊腺瘤则触之有囊性感。

(5)常无肝病背景,HBV和HCV常为阴性,肝功能和AFP检查通常正常。

(6)^{99m}Tc-PMT扫描常为强阳性,这有助于与肝癌鉴别。

(7)腹部B超、CT、选择性肝动脉造影及MRI检查结果有助于判断肿瘤的部位、大小及内容物,但无助于与肝癌鉴别。

(8)确诊依赖于病理检查。

二、治疗原则

（1）凡经检查发现肝内有占位性病变拟诊为肝腺瘤者，不论其有无症状，均应争取尽早手术治疗。

（2）肿瘤破裂时必须急诊手术，无法手术者可行肝动脉栓塞止血。

（3）若肿瘤因位于肝门或邻近较大血管及胆管而不能切除时，应结扎或栓塞肝固有动脉或一侧肝动脉。

（4）本病对放疗和化疗均不敏感，放疗和化疗无治疗价值。

第八节　肝囊肿

肝囊肿（非寄生虫性）是常见的肝脏良性疾病，以潴留性囊肿和先天性多囊肝为多见。单发性肝囊肿可发生于任何年龄，女性多见，常位于肝右叶。多发性肝囊肿，比单发性多见，可侵犯左右肝叶，多发性肝囊肿约50％可合并多囊肾。潴留性肝囊肿为肝内某个胆小管（如炎症、水肿、瘢痕或结食）堵塞，引起分泌增多及胆汁潴留而造成。而先天性显性染色体遗传性肝囊肿多无胆汁郁滞，呈多发性，常伴有肾脏或其他脏器的多囊性变。

一、诊断标准

1.临床表现　依囊肿数量、大小、部位不同，患者的表现存在很大差异。

（1）先天性肝囊肿生长缓慢，小的囊肿可无任何症状，临床上多数是在意外体检B超发现。

（2）当囊肿增大到一定程度时，可因压迫邻近脏器而出现症状，常见有食后饱胀、右上腹不适和隐痛等。

（3）少数可因囊肿破裂或囊内出血而出现急腹症。

（4）多囊肝患者晚期可出现腹水、黄疸等肝功能不全表现。

2.诊断要点

（1）小囊肿多无症状，囊肿较大时，可有右上腹不适、隐痛、餐后不适感。

（2）如发生囊内出血、囊肿自发破裂或带蒂囊肿扭转，可表现为急腹症；如发生囊内感染，可有畏寒、发热等症状。

（3）体检可发现肝大和右上腹肿块，肿块随呼吸移动，表面光滑，有囊性感，无明显压痛。多发肝囊肿可在肝表面触及无明显压痛的散在囊性结节。

（4）肝功能多无损害，AFP 阴性，卡松尼试验阴性。

（5）B 超检查可显示肝内单发或多发肿物，内有明显的液性暗区，囊内无组织碎片反射波。CT 检查示肝内肿物边缘光滑清楚，囊内密度均匀，增强扫描囊内不显影。

（6）除外肝包囊虫病、胆囊积液、先天性胆总管囊肿、肝脓肿、肝海绵状血管瘤、肝癌、右肾囊肿。

二、治疗原则

（1）小于 5cm 而无症状的肝囊肿，不需处理，定期复查即可。

（2）大而有症状的肝囊肿可行以下治疗

①囊肿开窗术，可开腹或经腹腔镜进行。

②B 超或 CT 导引下经皮经肝囊肿穿刺抽液，适用于也适用于患者不能耐受手术的巨大囊肿，以缓解症状，可同时行囊内无水酒精注射术以使囊壁细胞变性。

③内引流术，即行囊肿空肠 Rouxen-Y 吻合术，适用于囊壁厚的患者。

④外引流术，适用于囊肿合并感染，且不能切除者。

⑤囊肿剥除术或切除术，分别适用于小而表浅的、囊壁易于分离的囊肿和带蒂囊肿。

⑥肝部分切除术，适用于局限于某一肝段、肝叶的囊肿。

（3）对多发性肝囊肿仅限于治疗引起症状的大囊肿，可按单发囊肿的治疗原则处理。多发性肝囊肿用上述方法难以治愈或导致肝功能不全时，可行肝移植术。

第十一章　胆系疾病

第一节　胆囊结石

胆囊结石足指原发于胆囊的结石,是胆石症中最多的一种疾病。近年来随着卫生条件的改善及饮食结构的变化,胆囊结石的发病率呈升高趋势,已高于胆管结石。胆囊结石以女性多见,男女之比为 1:(3~4);其以胆固醇结石或以胆固醇为主要万分的混合性结石为主。少数结石可经胆囊管排入胆总管,大多数存留于胆囊内,结石越聚越大,可呈多颗小米粒状,在胆囊内可存在数百粒小结石,也可呈单个巨大结石;有些终身无症状而在尸检中发现(静止性胆囊结石),大多数反复发作腹痛症状,一般小结石容易嵌入胆囊管发生阻塞引起胆绞痛症状,发生急性胆囊炎。

一、诊断

(一)症状

1.胆绞痛　胆绞痛是胆囊结石并发急性胆囊炎时的典型表现,多在进油腻食物后胆囊收缩,结合移位并嵌顿于胆囊颈部,胆囊压力升高后强力收缩而发生绞痛。小结石通过胆囊管或胆总管时可发生典型的胆绞痛,疼痛位于右上腹,呈阵发性,可向右肩背部放射,伴恶心、呕吐,呕吐物为胃内,容物,吐后症状并不减轻。存留在胆囊内的大结石堵塞胆囊腔时并不引起典型的胆绞痛,故胆绞痛常反映结石在胆管内的移动。急性发作、特别是坏疽性胆囊炎时还可出现高热、畏寒等显著的感染症状,严重病例由于炎性渗出或胆囊穿孔可引起局限性腹膜炎,从而出现腹膜刺激症状。胆囊结石一般无黄疸,但 30% 的患者因伴有胆管炎或肿大的胆囊压迫胆管,肝细胞损害时也可有一过性黄疸。

2.胃肠道症状　大多数慢性胆囊炎患者有不同程度的胃肠道功能紊乱,表现为右上腹隐痛不适、厌油、进食后上腹饱胀感,常被误认为"胃病"。有近 50% 的患者早期无症状,称为静止性胆囊结石,此类患者在长期随访中仍有部分出现腹痛等症状。

（二）体征

1.一般情况　无症状期间患者大多一般情况良好，少数急性胆囊炎患者在发作期可有黄疸，症状重时可有感染中毒症状。

2.腹部情况　如无急性发作，患者腹部常无明显异常体征，部分患者右上腹可有深压痛；急性胆囊炎患者可有右上腹饱满、呼吸运动受限、右上腹触痛及肌紧张等局限性腹膜炎体征，Murphy 征阳性。有 33％～50％ 的急性胆囊炎患者，在右上腹可扪及肿大的胆囊或由胆囊与大网膜粘连形成的炎性肿块。

（三）检查

1.化验检查　胆囊结石合并急性胆囊炎有血液白细胞计数升高，少数丙氨酸转氨酶也升高。

2.超声　超声检查简单易行，价格低廉且不受胆囊大小、功能、胆管梗阻或结石含钙多少的影响，诊断正确率可达 96％ 以上，是首选的检查手段。典型声像特征是胆囊腔内有强回声光团并伴声影，改变体位时光团可移动。

3.胆囊造影　能显示胆囊的大小及形态并了解胆囊收缩功能，但易受胃肠道功能、肝功能及胆囊管梗阻的影响，应用很少。

4.X 线腹部　X 线片对胆囊结石的显示率有 10％～15％。

5.十二指肠引流　有无胆汁可确定是否有胆囊管梗阻，胆汁中出现胆固醇结晶提示结石存在，但此项检查目前已很少用。

6.CT、MRI、ERCP、PTC　在超声不能确诊或者怀疑有肝内胆管、肝外胆管结石或胆囊结石术后多年复发又疑有胆管结石者，可酌情选用其中某一项或几项诊断方法。

（四）诊断要点

1.症状　20％～40％ 的胆囊结石可终生无症状，称"静止性胆囊结石"。有症状的胆囊结石的主要临床表现：进食后，特别是进油腻食物后，出现上腹部或右上腹部隐痛不适、饱胀，伴嗳气、呃逆等。

2.胆绞痛　胆囊结石的典型表现，疼痛位于上腹部或右上腹部，呈阵发性，可向肩胛部和背部放射，多伴恶心、呕吐。

3.Mirizzi 综合征　持续嵌顿和压迫胆囊壶腹部和颈部的较大结石，可引起肝总管狭窄或胆囊管瘘，以及反复发作的胆囊炎、胆管炎及梗阻性黄疸，称"Mirizzi 综合征"。

4.墨菲征　有上腹部局限性压痛、肌紧张，阳性。

5.超声　胆囊暗区有 1 个或多个强回声光团并伴声影。

（五）鉴别诊断

1.肾绞痛　胆绞痛需与肾绞痛相鉴别,后者疼痛部位在腰部,疼痛向外生殖器放射,伴有血尿,可有尿路刺激症状。

2.胆囊非结石性疾病　胆囊良、恶性肿瘤、胆囊息肉样病变等,超声、CT 等影像学检查可提供鉴别线索。

3.胆总管结石　可表现为高热、黄疸、腹痛,超声等影像学检查可以鉴别。但有时胆囊结石可与胆总管结石并存。

4.消化性溃疡性穿孔　多有溃疡病史,腹痛发作突然并很快波及全腹,腹壁呈板状强直,腹部 X 线片可见膈下游离气体。较小的十二指肠穿孔或穿孔后很快被网膜包裹,形成一个局限性炎性病灶时,易与急性胆囊炎混淆。

5.内科疾病　一些内科疾病如肾盂肾炎、右侧胸膜炎、肺炎等,亦可发生右上腹疼痛症状,若注意分析不难获得正确的诊断。

二、治疗

（一）一般治疗

饮食宜清淡,防止急性发作,对无症状的胆囊结石应定期超声随诊;伴急性炎症者宜进食,注意维持水电解质平衡,静脉应用抗生素。

（二）药物治疗

溶石疗法服用鹅去氧胆酸或熊去氧胆酸对胆固醇结石有一定溶解效果,主要用于胆固醇结石。但此种药物有肝毒性,服药时间长,反应大,价格贵,停药后结石易复发。适应证:胆囊结石直径在 2cm 以下;结石为含钙少的 X 线能够透过的结石;胆囊管通畅;患者的肝脏功能正常,无明显的慢性腹泻史。目前多主张采取熊去氧胆酸单用或与鹅去氧胆酸合用,不主张单用鹅去氧胆酸。鹅去氧胆酸总量 15mg/(kg·d),分次口服。熊去氧胆酸为 8～10mg/(kg·d),分餐后或晚餐后 2 次口服。疗程 1～2 年。

（三）手术治疗

对于无症状的静止胆囊结石,一般认为无须施行手术切除胆囊。但有下列情况时,应进行手术治疗:①胆囊造影胆囊不显影;②结石直径超过 2～3cm;③并发糖尿病且在糖尿病已控制时;④老年人或有心肺功能障碍者。

腹腔镜胆囊切除术适于无上腹创伤及手术史者,无急性胆管炎、胰腺炎和腹膜炎及腹腔脓肿的患者。对并发胆总管结石的患者应同时行胆总管探查术。

1.术前准备　择期胆囊切除术后引起死亡的最常见原因是心血管疾病。这强调了详细询问病史发现心绞痛和仔细进行心电图检查注意有无心肌缺血或以往心肌梗死证据的重要性。此外还应寻找脑血管疾病特别是一过性缺血发作的症状。若病史阳性或有问题时应做非侵入性颈动脉血流检查。此时对择期胆囊切除术应当延期，按照指征在冠状动脉架桥或颈动脉重新恢复血管流通后施行。除心血管病外，引起择期胆囊切除术后第二位死亡的原因是肝胆疾病，主要是肝硬化。除术中出血外，还可发生肝衰竭和败血症。自从在特别挑选的患者中应用预防性措施以来，择期胆囊切除术后感染中毒性并发症的发生率已有显著下降。慢性胆囊炎患者胆汁内的细菌滋生率占 10%～15%；而在急性胆囊炎消退期患者中则高达50%。细菌菌种为肠道菌，如大肠埃希菌、产气克雷伯杆菌和粪链球菌，其次也可见到产气荚膜杆菌、类杆菌和变形杆菌等。胆管内细菌的发生率随年龄增长而增加，故主张年龄在 60 岁以上、曾有过急性胆囊炎发作刚恢复，同时并发胆总管结石的胆石症并发慢性胆囊炎患者，术前应预防性使用抗生素。

2.手术治疗　对有症状胆石症已成定论的治疗是腹腔镜胆囊切除术。虽然此技术的常规应用时间尚短，但是其结果十分突出，以致仅在不能施行腹腔镜手术或手术不安全时，才选用开腹胆囊切除术，包括无法安全地进入腹腔完成气腹或由于腹内粘连或者解剖异常不能安全地显露胆囊等。外科医师在遇到胆囊和胆管解剖不清及遇到止血或胆汁渗漏而不能满意的控制时，应当及时中转开腹。目前，中转开腹率在 5%以下。

（四）其他治疗

体外震波碎石适用于胆囊内胆固醇结石，直径不超过 3cm，且胆囊具收缩功能。治疗后部分患者可发生急性胆囊炎或结石碎片进入胆总管而引起胆绞痛和急性胆管炎，此外碎石后仍不能防止结石的复发。因并发症多，疗效差，现已基本不用。

三、病情观察

（1）起病的缓急和时间，胆囊结石的发病常出现在饱食高脂餐后，以夜间多见。

（2）腹痛的性质，痛常较剧烈，患者坐卧不安。

（3）观察是否伴有休克及精神症状，警惕急性化脓性胆管炎。

（4）术后注意观察引流物的形状，引流物是否是血性，是否有胆汁。

（5）术后观察患者是否有腹胀及患者肠道通气情况。

（6）观察切口恢复情况。

四、病历记录

（1）记录患者腹痛的起病、诱因、程度、性质。

（2）记录医患沟通的情况。

（3）记录引流情况，患者体温及黄疸情况。

（4）动态记录患者的病情变化及其相应的处理措施。

五、注意事项

1.医患沟通

（1）胆囊结石是常见病，多发病，患者对此常有轻视的思想，认为手术简单恢复快。实际上胆囊结石是外科较难处理的急诊，尤其是急诊手术病例，因为患者胆囊处于炎性水肿期，术中、术后易发生出血、胆漏等并发症，所以术前要让患者了解到手术的风险存在，当然，在与患者沟通时，也要树立其战胜疾病的信念。

（2）作为医师，心中要时刻有这样的理念，良好的医患沟通是避免医疗纠纷的最佳途径。

（3）医患交流时，要重视患者的知情同意权，对患者重要的诊疗活动都要有患者的知情同意。

2.经验指导

（1）胆囊结石如无并发胆囊炎者多于症状，与正常人无异，并发急性或慢性胆囊炎者，则有急性或慢性右上腹疼痛症状与体征。如出现休克和精神症状，要考虑发生急性化脓性胆管炎的可能，需要及时进一步明确诊断，做相应的急诊处理。

（2）术后要注意引流物的情况，尤其是引流物中是否有胆汁，胆漏可先行非手术治疗，如果并发腹腔感染，则须行开腹探查。

（3）术后 3 日内如发生低热，不超过 38.5℃，这可能是术后的吸收热，不需要特别处理，如果术后一周仍有发热，则可能出现肺部、腹腔或是切口感染。

（4）如胆囊炎出现明显的黄疸，应考虑有继发胆管结石或 Mirixxi 综合征。

（5）胆囊结石原则上应采用手术治疗，但应灵活对待。着重注意几点：①对无症状的胆囊结石患者是否需及时手术仍有不同意见，现倾向认为应定期随诊，待患者有明确手术指征时再行手术。②对伴有急性胆囊炎的患者，除非怀疑胆囊坏疽，多先行抗感染、解痉、补液等措施控制，然后行胆道系统全面检查以决定下步治疗方案；慢性胆囊炎患者如结石小于 5mm，有认为是危险结石，因流动性大、较易嵌顿于胆囊管或排石中诱发胰腺炎，主张早期手术。③伴有继发胆总管结石宜及早手术,也可先行 EST,待排出胆总管结石后行 LC 术。④口服溶石治疗无症状胆囊结石的意义不肯定,其他侵袭性溶石方法成功率很低,即使促成排石,但由于胆汁代谢中可再生新石,故利少弊多,少数还会导致急性发作、形成继发胆管结石、甚至诱发胰腺炎。

第二节　胆管结石

胆管结石多为色素性结石,棕黑色,不定型,易碎,小者呈泥沙样,大者呈铸管型。结石形成常与寄生虫有关,男性女性无差异。肝外胆管结石包括左右肝管、肝总管、胆总管内结石,可以引起完全性或者不完全性的胆管梗阻、继发胆管系统感染导致急性化脓性胆管炎、胆原性肝脓肿、胆原性胰腺炎等疾病。

一、诊断

(一)症状

症状取决于有无梗阻及感染。一般平时无症状,继发胆管梗阻伴有胆管感染时,其典型表现为夏科三联症,即腹痛、寒战高热、黄疸。

1.腹痛　发生在剑突下及右上腹部,多为绞痛,呈阵发性发作或为持续性疼痛阵发性加剧,可以向右肩背部放射,常伴恶心呕吐。

2.寒战高热　约 2/3 的患者在发病过程中可以出现寒战高热,一般表现为弛张热,体温高者可达 39～40℃。

3.黄疸　其轻重程度、发生和持续时间取决于胆管梗阻的程度及有无感染。胆石梗阻所致黄疸多呈间歇性和波动性。

(二)体征

1.一般情况　体征与梗阻及感染的程度有关。发作时多有不同程度的黄疸,患者呈急性病容,感染严重时有体温升高、脉搏加快等感染中毒征象,AOSC 患者可出现血压下降、神志不清。如有呕吐及进食困难者可有脱水和酸中毒。

2.腹部情况　发作期间腹部多有压痛,压痛多在剑突下偏有,如胆总管下端梗阻有时可扪及胀大的胆囊。

(三)检查

1.实验室检查　并发感染时白细胞及中性粒细胞升高,白细胞计数可达 $20 \times 10^9/L$ 以上;长期的胆管梗阻可导致肝功能明显损害,血清胆红素、碱性磷酸酶及 γ-谷氨酰转肽酶升高,尿胆红素升高尿胆原降低,粪中尿胆原减少。

2.特殊检查 超声检查可发现肝内、外胆管扩张、胆总管结石。PTC 和 ERCP 可更进一步了解结石和梗阻的情况。PTC 的优点是可清楚显示梗阻以上胆管的解剖,还能在造影的基础上行 PTCD,做术前准备;ERCP 还能显示胰管但不能了解梗阻近端情况。

(四)诊断要点

急性发作期特点:①长期反复发生的上腹痛及胆管炎史;②腹痛、寒战高热及黄疸症候群;③病情进展快,常并发脓毒症;④肿大触痛的胆囊。

(五)鉴别诊断

1.肾绞痛 始发于腰部或者胁腹部,可以向股内侧或外生殖器放射,伴血尿,无发热,腹软,无腹膜刺激征,肾区叩痛明显。腹部 X 线片多显示肾、输尿管区结石,超声检查有助于诊断。

2.肠绞痛 以脐周为主,多为机械性肠梗阻引起。腹部 X 线片显示有阶梯状气液平面。

3.壶腹癌和胰头癌 起病比较缓慢,腹部仅轻度不适。黄疸进行性加深,较重。一般无寒战高热,无腹膜刺激征,肝大,常可以扪及肿大胆囊;晚期可以有腹水及恶病质表现。ER-CP、MRCP 或 CT 有助于诊断。

二、治疗

1.肝外胆管结石的治疗以手术治疗为主

(1)手术治疗原则:①术中尽可能取尽结石;②解除胆管狭窄和梗阻,去除感染病灶;③术后保持引流通畅,预防结石再发。

(2)手术方法

①胆总管切开取石加 T 管引流术:可以采用开腹手术或者腹腔镜手术。适用于单纯胆管结石,胆管上下端通畅,无狭窄和其他病变者。若伴有胆囊结石和胆囊炎,可同时行胆囊切除术。

②胆肠吻合术:适应于胆总管扩张≥2.5cm,下端有炎性狭窄等梗阻性病变,难以用手术方法解除者,但上端胆管必须通畅无狭窄;泥沙样结石。常用的为胆管空肠 Roux-en-Y 吻合术。

③经内镜下括约肌切开取石术:适用于胆石嵌顿于壶腹部和胆总管下端良性狭窄,尤其是已经行胆囊切除的患者。

2.非手术治疗

(1)肝外胆管结石并发感染应先控制感染,待控制感染后再行择期手术。

（2）本病多见于老年人，应该注意并发病的治疗。

（3）营养支持及其他治疗。

三、病情观察

（1）超声检查结果，对胆管结石诊断意义较大。

（2）是否有夏科三联症。

（3）观察是否伴有休克及精神症状，以及急性化脓性胆管炎。

（4）术后注意观察引流物的形状，引流物是否是血性，是否有胆汁。

（5）术后观察患者是否有腹胀及患者肠道通气情况。

（6）观察 T 形管引流的情况。

四、病历记录

（1）记录患者腹痛的起因、诱因、程度、性质。

（2）记录医患沟通的情况。

（3）记录引流情况，患者体温及黄疸情况。

（4）动态记录患者的病情变化及其相应的处理措施。

五、注意事项

1.医患沟通

（1）胆管结石是常见病、多发病，患者常须进行胆总管切开探查，术后要放置 T 形管时间较长，术前要向患者讲明 T 管放置时间长的原因，以免引起不必要的误解。

（2）胆总管手术风险相对较大，术后并发症较大，患者需长期带 T 管，会给患者带来相当的不便，所以我们在术前要充分阐明。

（3）当今医疗技术的进步还不能完全解除患者的疾病，还不能完全防止手术的风险，但作为医师，心中要时刻有这样的理念，良好的医患沟通是弥补诊疗不足的最好方法。

（4）医患交流时，要重视患者的知情同意权，对患者重要的诊疗活动都要有患者的知情同意。

2.经验指导

（1）根据结石的阻塞程度及有无感染，患者轻者可无症状，重者可表现为

AOSC。具典型的夏科三联症者易于诊断,无典型症状时需结合影像学检查,诊断多无困难。超声检查对胆总管下端阻塞的判断不佳,但胆总管扩张基本可说明下端阻塞。PTC 及 ERCP 的诊断价值更大,能提供更全面的信息。

(2)术前应借助超声、ERCP 等方法了解结石的位置、范围及有无胆管狭窄,黄疸患者需特别强调维生素 K 的补充及肝功能的保护。手术时机应尽量待患者全身状况较好时择期进行,因急诊手术常不能取尽结石或纠正其他病变且手术风险增加,除非伴有严重的急性病变,如胆囊坏疽等。

第三节　急性胆囊炎

急性胆囊炎是胆囊的一种细菌性或化学性炎症,如若治疗不当可导致严重的腹膜炎,甚至死亡。95%的患者胆囊中存在结石,即结石性胆囊炎,其他 5%的患者没有结石,即非结石性胆囊炎。急性结石性胆囊炎的一个常见的病因为胆囊管或者胆囊颈部结石梗阻;细菌入侵、继发性感染为另一重要病因。急性非结石性胆囊炎的病因尚不完全清楚,多见于严重创伤、手术、烧伤、感染及其他危重患者中。

一、诊断

(一)症状

突发性右上腹持续性绞痛,向右肩胛下区放射,伴有恶心、呕吐。发冷、发热、食欲不振、腹胀。10%患者可有轻度黄疸。

(二)体征

1.腹膜刺激征　即右上腹或上腹剑突下部的压痛、肌肉紧张、反跳痛。

2.墨菲征阳性

3.麻痹性肠梗阻　发生于弥漫性腹膜炎,肠鸣音消失。

4.胆囊区肿块　可能是肿大的胆囊或网膜包裹。在病程后期,肿块则提示胆囊周围脓肿形成。

(三)检查

1.化验检查　85%的患者白细胞计数升高,但老年人或正服用抗感染药时可正常。一半的患者血清胆红素升高,1/3 的患者淀粉酶升高。

2.影像学检查

(1)超声或 CT:胆囊囊壁增厚,胆囊体积增大,有胆囊内或胆管内、肝管内结石者可发现结石。

(2)^{99m}TC 扫描：特异性的检查是^{99m}Tc-HIDA 扫描。正常情况下,扫描可显示肝脏及完整的肝外胆管系统,以及核素流入小肠。在急性胆囊炎患者,胆囊不显影.

(四)诊断要点

本病根据临床症状、体征结合检查一般不难诊断。①右上腹持续性疼痛,与进油腻食物有关,绞痛后持续胀痛,放射致右肩、背部;②右上腹压痛,墨菲征阳性,肝区叩击痛存在,常可触及肿大的胆囊;③超声可明确诊断。

(五)鉴别诊断

1.其他的急腹症 包括急性阑尾炎,穿孔性或穿透性十二指肠溃疡,急性或穿孔性胃溃疡,急性胰腺炎。大多数阑尾炎不难与胆囊炎鉴别,但高位、较长的阑尾,尖端位于胆囊附近时诊断较为困难,此时进行胆囊闪烁成像术检查以助鉴别。15％的患者血清淀粉酶升高,提示可能并发急性胰腺炎,在无并发症的急性胆囊炎患者中,淀粉酶升高的原因尚不清楚,而淀粉酶升高并不意味着一定并发急性胰腺炎。

2.胆原性胰腺炎 是一种自限性疾病,与胆石从胆总管排入十二指肠过程有关,此时往往有淀粉酶升高,且有 1/3 的患者合并急性胆囊炎。同时发生胰腺炎和胆囊炎的病理生理机制尚不清楚,但这两种疾病在胆石排入十二指肠后均会缓解。这种相关性的重要之处对于急性胰腺炎的患者应考虑并发胆囊炎的可能,而对于淀粉酶升高的急性胆囊炎患者应考虑胰腺炎的可能。

3.其他右上腹痛疾病 如急性肝大可导致右上腹疼痛,如病毒性肝炎、急性酒精性肝炎、有心衰竭、细菌性心包炎。这些疾病的胆囊绞痛很少超过 3h,临床并不表现为炎症过程。小肠梗阻,急性局限性肠炎等病在细致的病史采集和体检后可以容易的鉴别。

二、治疗

(一)一般治疗

纠正水、电解质、酸碱平衡紊乱,调整血压、血糖。解痉镇痛对症治疗,可选用山莨菪碱(654-2)10mg,肌内注射,酶 6～8h 1 次或阿托品 0.5～1.0mg,肌内注射,酶 6～8h 或 33％硫酸镁口服,10ml,每日 3 次。使用抗生素预防和控制感染,一般可选用针对革兰阴性细菌及厌氧菌的抗菌药物,如氨苄西林、阿米卡星或第二、第三代头孢菌素,如舒普深 2.0g,静脉滴注,每日 2 次;罗氏芬舒普深 2.0g,静脉滴注,每日 2 次;用其中 1 种与甲硝唑或替硝唑配伍。

(二)手术治疗

1.手术时机的选择　急诊手术适用于发病在 48～72h 之内者;经非手术治疗无效且病情恶化者;有胆囊穿孔、弥漫性腹膜炎、急性化脓性胆管炎、急性坏死性胰腺炎等并发症时。其他患者特别是年老体弱的高危患者,应争取在患者情况处于最佳状态时行择期性手术。

2.手术方式　有胆囊切除术和胆囊造口术两种。

三、病情观察

1.腹痛的诱因和时间　这有益于诊断,因为急性胆囊炎的发作一般是在高脂肪饮食后,以夜间多见。

2.腹痛的性质　急性结石性胆囊炎的一般是右上腹持续性腹痛,如果腹痛性质发生改变,如果是持续性腹痛伴阵发性加剧,那有可能是急性化脓性胆管炎。

3.观察患者对治疗的反应　如果治疗期间梗阻持续不缓解、症状加重,有化脓、穿孔的危险,则考虑手术治疗。

4.术后注意观察引流物的性状　引流物是否是血性,是否有胆汁。

5.肠功能　术后观察患者是否有腹胀及肠道通气情况。

6.切口　观察切口恢复情况。

四、病历记录

(1)记录腹痛发生的诱因、性质、部位。

(2)记录是否伴有黄疸、发热。

(3)记录患者对治疗的反应。记录检查情况,重要的阴性检查也要有记录,三级医师查房要及时记录。

(4)记录医患沟通的情况。

五、注意事项

1.医患沟通

(1)急性结石性胆囊炎患者在发病时常因疼痛剧烈难忍而要求立即手术,在不发作时又因无症状而不愿彻底治疗。周而复始,炎症反复发作导致胆囊管周围致密粘连,增加手术难度。在此基础上再一次发作时急诊手术常易出血,解剖不清,会增加胆管损伤的可能,为此应详细解释手术可能带来的风险,以免患者不理解而导致医患矛盾。

(2)患者一般情况差、病情较重时,尤其是合并心、肺功能不好时,应简化手术操作,缩短手术时间,胆囊切除较困难时,可选择胆囊造瘘术或胆囊部分切除术,以免增加手术病死率。手术前,必须充分估计这一情况,分析病情及可能遇到的问题,取得理解,减少医患之间的误解和矛盾。

(3)对患者的病情变化要仅做客观性描述,不能对患者单纯强调非手术治疗的效果,要讲明非手术治疗的客观效果,患者如果通过非手术治疗,症状没有改善,还需急诊手术。

(4)急性结石性胆囊炎急诊手术风险大,并发症多,这一点是要向患者及其家属说明,但也要树立患者战胜疾病的信念,不能给患者增加思想负担。

(5)医患双方的最终目标是一致的,那就是患者的康复。所以医患沟通时,要立足于这一点,这样的沟通才能顺利进行下去。

2.经验指导

(1)病情较轻的急性胆囊炎主要进行保守治疗,主要包括禁食、输液、使用抗生素等。病情危重或出现其他并发症时则宜手术治疗。一般的手术方法是直接切除胆囊,但病情危重,患者体质不能耐受复杂手术时也可暂时不切除胆囊,而行胆囊造口术,防止胆囊坏死穿孔,待到患者情况好转后再次手术切除胆囊。

(2)手术时,如果患者的全身情况和胆囊局部和周围组织的病理改变允许,应该行胆囊切除术以根除病变。但对高危患者或局部炎症水肿、粘连重,解剖关系不清者,特别是在急症情况下,应该用胆囊造口术作为减压引流,3个月后病情稳定后再行胆囊切除术。

第四节 急性梗阻性化脓性胆管炎

急性梗阻性化脓性胆管炎(AOSC),是由于胆管梗阻而引起的急性化脓性炎症。起病急,发展迅速而凶险,病死率高。其原因主要为胆管系统压力高,大量细菌繁殖并分泌出大量毒素,细菌的毒素进入血液,引起败血症。

一、诊断

(一)症状

1.腹痛 突发性剑突下或右上腹痛,疼痛为持续性,阵发性加重,常放射到右肩、背部。若为胆管蛔虫引起疼痛常为阵发性绞痛,常伴有恶心、呕吐。

2.寒战高热　体温呈弛张热,可高达 39～40℃,伴阵发性寒战,这为败血症引起。

3.黄疸　本病发病基础是胆总管阻塞,黄疸为本病重要临床表现,部分患者的黄疸为间歇性的。

4.休克　由于大量的细菌繁殖和毒素吸收,患者常在早期即出现感染性休克的表现,血压下降、脉搏细速、全身皮肤湿冷、皮肤黏膜发绀,呼吸困难,少尿或无尿。有 30%～50% 的患者可出现此休克表现。严重的患者可出现多器官功能衰竭(MOF)、昏迷。

5.意识障碍　由于低血压、休克对中枢系统的影响,常出现不同程度的意识障碍,如烦躁、谵妄、嗜睡,甚至昏迷。

(二)体征

1.一般情况　长期胆管病史和胆管手术史,常使患者处于营养较差状态。病重面容,皮肤、巩膜黄染,呼吸急促、困难,脉搏细速,寒战、发热,意识障碍比较常见。

2.腹部情况　腹部常可见 1 条或多条手术瘢痕,腹肌紧张、腹式呼吸减弱,有上腹压痛、反跳痛,肝区叩痛阳性。病情严重可见腹部膨隆,腹水征阳性。

(三)检查

(1)白细胞计数＞$20×10^9$/L,中性粒细胞明显升高,出现中毒颗粒;血小板计数降低,可达($10～20$)$×10^9$/L,表示预后严重。

(2)肝功能损害,转氨酶、AKP、r-GT、LDH、BIL 均升高,凝血酶原时间延长。

(3)代谢性酸中毒、脱水、低氧血症、电解质紊乱。

(4)肾功能受损,尿中可有蛋白和颗粒管型。

(5)超声检查可见胆管明显增粗,胆管壁增厚,有时可见胆囊肿大及胆管内结石。

(6)CT、MRI 在病情允许时才能进行检查,可帮助确定病因。

(7)PTC 可明确梗阻的部位,对了解胆管内部的情况十分重要。病情严重时可同时行 PTCD 胆管引流,缓解症状。

(8)ERCP 对了解胆管病变有帮助,可同时进行经内镜胆管引流。

(四)诊断要点

(1)有胆管疾病发作史或胆管手术史。

(2)发病急骤,病情发展快,出现夏科三联症(腹痛、寒战高热、黄疸)。

（3）病程晚期出现脉搏细弱、血压下降、发绀。进展迅速者,甚至在黄疸之前即出现。

（4）除出现夏科三联症外,还可出现休克、中枢神经系统症状,即 Reynolds 五联症。

（5）右上腹及剑突下明显压痛和肌紧张,肝大,有明显的压痛,可触及肿大的胆囊。结合临床典型的五联症表现、实验室检查及影像学检查可做出诊断。对于不具有典型五联征者,当其体温持续在 39℃ 以上,脉搏每分钟＞120 次,白细胞计数＞20×10^9/L,血小板计数降低时,即可考虑为急性梗阻性化脓性胆管炎。

（五）鉴别诊断

1.急性胰腺炎　同样具有胆管结石病史,疼痛以左上腹为主并反射至腰背部,伴发热,可无黄疸,病情进展较缓慢,腹部体征较轻,超声和 CT 扫描可见胰腺的水肿、周围渗液、胆管扩张不一定明显,血、尿淀粉酶的升高,可以帮助定性诊断。

2.胃十二指肠溃疡穿孔　多于进食后突发剑突下或右上腹疼痛,很快出现满腹腹膜炎体征,疼痛并无阵发性加重,6～8h 后出现发热、无黄疸和胆管结石病史,腹部立位 X 线片可见膈下游离气体,有确诊意义。超声、CT 扫描可帮助诊断。

二、治疗

原则是紧急手术解除胆管梗阻并引流,及早而有效地降低胆管内压力。临床经验证实,不少危重患者手术中,当切肝胆总管排出大量脓性胆汁后,随着胆管内压降低、患者情况短期内即有好转,血压脉搏渐趋平稳。说明只有解除胆管梗阻,才能控制胆管感染,制止病情进展。

1.非手术治疗　既是治疗手段,又可作为术前准备:①联合使用足量有效的广谱抗生素。②纠正水电解质紊乱。③恢复血容量,改善和保证组织器官的良好灌流和氧供。非手术时间一般应控制在 6h 内。对于病情相对较轻者,经短期积极治疗后,如病情好转,则可在严密观察下继续治疗。如病情严重或治疗后病情继续恶化者,应紧急手术治疗。对于仍有休克者,也应在抗休克的同时执行手术治疗。④对症治疗,包括降温、支持治疗、吸氧等。

2.手术治疗

（1）经积极非手术治疗后数小时内未见病情好转,反而有加重趋势者,应当机立断行急症手术,手术应简单、快速、有效,目的是迅速解除胆道内梗阻,减压引流,不必强求胆道结石取尽,不必切除胆囊、减少手术创伤。

（2）有效的非手术治疗后病情缓解，休克纠正，症状、体征及化验指标明显好转后，再次出现症状、体征加重的情况时，应立即考虑手术治疗，取出胆道内梗阻结石，通畅引流胆道。

（3）已行胆-肠内引流术的患者，如病情较重，术中仍以解除梗阻、通畅引流为主，以简单、有效的手术方式解决问题，即使以往所行内引流术不规范，一般也不同时做更正手术。少数病情较稳定的年轻患者可考虑同时行标准的胆肠 Roux-en-Y 内引流术。

三、病情观察

1.起病的缓急和时间　急性化脓性胆管炎起病急。

2.腹痛的性质　腹痛剧烈，呈持续性腹痛伴发性加剧。

3.观察是否伴有休克及精神症状　急性化脓性胆管炎患者一般有高热、黄疸、休克和精神症状。

4.术后注意观察引流物性状　引流物是否血性，是否有胆汁。

5.肠道功能　术后观察患者是否有腹胀及肠道通气情况。

6.切口　观察切口恢复情况。

四、病历记录

（1）记录患者腹痛的起因、诱因、程度、性质。

（2）记录医患沟通情况。

（3）记录引流情况，患者体温及黄疸情况。

五、注意事项

1.医患沟通

（1）本病病情严重，病死率高，术前应及时详细向家属交代清楚，告知手术风险大，但不手术风险更大，要求其及时签名同意手术，避免自己承担耽误抢救时间的责任。

（2）简单而有效的手术可减轻患者的手术创伤，争取抢救的高成功率。术中不能力求完美，而只求实用。否则会导致病死率和并发症率的升高，带来医患纠纷。

（3）病情变化多，所以对患者的病情转归，尽量不做预测。对患者的病情不用"没关系""不要紧"之类语言。

（4）患者病情重，现有医疗技术还不能保证治疗都能成功，但作为医护人员，我们要明白，良好的医患沟通可以弥补医疗技术、医疗工作上的不足，时减少医疗纠纷的最有效方法。所以我们在抢救患者的同时，要注重与患者的沟通。

2.经验指导

（1）既往有长期的胆管结石病史，有时伴胆管感染发作的患者，突然发作右上腹持续性疼痛，阵发性加剧，同时伴寒战高热、黄疸，应立即想到本病的诊断。

（2）对于出现休克症状的急性腹痛，首先考虑急性化脓性胆管炎、急性重症型胰腺炎、绞窄性肠梗阻的可能，再依抛腹痛的部位可以明确诊断。

（3）急性梗阻性化脓性胆管炎是一紧急的情况，严重威胁患者生命，解除胆管梗阻是救治急性梗阻性化脓性胆管炎患者，促使病情向好的方面转化的基本措施，临床上应视具体病情，积极抢救，勿耽误治疗时机。

（4）依据腹痛的性质、部位，一旦确诊，就须一边抗休克治疗，一边准备急诊手术。手术要简单、快速。有效，目的是迅速解除胆道内梗阻，减压引流，不必强求胆道结石取尽，不必切除胆囊、减少手术创伤。

（5）术后要注意引流物的情况，尤其是引流物中是否有胆汁，胆漏可先行非手术治疗，如果合并腹腔感染，则须行开腹探查。

（6）对已做过胆-肠内引流的患者，术中常不能取尽结石，应在胆道内置引流管，以备日后胆道镜取石。如术中发现以往的胆-肠内引流术式不规范，病情严重时一般不做更正手术。如患者稳定，年龄较轻，可考虑同时行更正手术。

第五节　胆管癌

胆管癌系指发生在左、右肝管至胆总管下端的肝外胆管癌。根据肿瘤发生部位分为上段胆管癌（多见）、中段胆管癌和下段胆管癌。本病多发生在 60 岁以上者，男性女性发病率相似，病因不明，但胆管癌的发病率可能与下列因素有关：①约30％胆管癌合并有胆管结石；②原发性硬化性胆管炎；③先天性胆管扩张症，特别是行囊肿肠管吻合术后易发生；④其他，如华支睾吸虫感染、慢性炎性肠病等。

一、诊断

（一）症状

1.早期表现　胆管癌早期缺乏特异性临床表现，仅出现中上腹胀痛、隐痛、不适、乏力、食欲减退、消瘦等全身症状。

2.黄疸 ①黄疸通常为肝门部胆管癌的最早的症状,出现黄疸时,肿瘤往往已有肝门部广泛侵犯;起源肝总管上段及胆管分叉部的癌,黄疸出现较早。②中下段胆管癌的主要症状也是黄疸,一般黄疸深且进展很快。有时黄疸也有起伏,主要原因是堵塞胆管的肿瘤坏死脱落使黄疸暂时减退,此时常可伴大便隐血阳性或黑便。

3.皮肤瘙痒 梗阻性黄疸的患者一般都会伴有皮肤瘙痒。

4.大小便颜色的改变 患者尿色加深,粪便颜色变为陶土色。

5.疼痛 中下段胆管癌的患者40%～60%主诉右季肋部钝痛,与胆管周围神经侵犯有关。

6.发热 胆管癌常伴有胆管感染引起的寒战、发热,甚至发生感染性休克。

(二)体征

(1)患者多呈重度黄疸,明显消瘦,全身可见皮肤瘙痒的抓痕;早期患者全身状况尚好,但到晚期时,则严重消耗,呈恶病质;可能伴有腹水征。

(2)肝大、质硬、边缘锐,一般为对称大;如胆管癌位于右肝管或左肝管,则病侧肝脏萎缩,而对侧肝大。这种现象成为肝脏增大-萎缩综合征。

(3)肝门部胆管癌的患者胆囊空虚,故不可及,而中下段胆管癌的患者胆囊肿大。

(4)脾脏一般不大,但晚期的患者或并发肝硬化的患者可能增大并伴脾功能亢进。

(5)肝门部胆管癌一般少有远处转移;晚期患者,可能腹腔内的癌种植转移,有腹腔内肿块,脐部的转移见硬结节。

(三)检查

1.实验室检查 血清总胆红素、直接胆红素、ALP等均显著升高,而ALT和AST只轻度异常。凝血酶原时间延长。血清肿瘤标志物CEA、AFP及CA19-9可能正常。

2.影像学检查

(1)超声:首选超声,可见肝内胆管扩张或可见胆管肿物;彩色多普勒超声检查可了解门静脉及肝动脉有无受侵犯,内镜超声探头准确性高,在超声引导下还可行PTC检查,穿刺抽取胆汁做CEA、CA19-9、胆汁细胞学检查和直接穿刺肿瘤活检。

(2)ERCP:仅对下段胆管癌诊断有帮助或术前放置内支架引流用。

(3)CT、MRI:能显示胆管梗阻的部位、病变性质等,其中三维螺旋CT胆管成像和磁共振胆胰管成像(MRCP)将逐渐代替PTC及ERCP等侵入性检查。

（4）核素显影扫描、血管造影：有助于了解癌肿与血管的关系。

（四）诊断要点

（1）黄疸是胆管癌的早期的主要表现，黄疸呈进行性加重，常伴有皮肤瘙痒，尿色深黄，粪便呈白陶土色。上腹不适或隐痛、食欲减退、体重减轻等。皮肤黏膜明显黄染、肝大、质地韧硬、边缘圆钝。胆囊肿大但无触痛或胆囊萎缩。后期出现门静脉高血压症征象或恶病质表现。

（2）超声对胆管阻塞的诊断极有帮助。可了解阻塞的部位、肿块的位置、淋巴结的肿大，以及血管被侵犯的情况。胆管造影是一个最重要的诊断方法，可了解肿瘤的位置、范围，以便于估计切除的范围或选择其他治疗方法。CT、ERCP 与 PTC 三者往往都有助于诊断。

（五）鉴别诊断

1.传染性肝炎　转氨酶升高，肝细胞损害，胆红素升高以间接胆红素升高为主。胆囊不肿大，影像学检查未见胆管的扩张。超声、CT 扫描可明确诊断。

2.胆总管结石　先疼痛后出现黄疸，黄疸为间歇性，伴有胆囊结石。CT、PTC、ERCP、MRCP 检查可明确诊断。

3.胆囊癌　胆囊癌有上腹常可触及肿块，出现黄疸时病情已属晚期，预后差。超声、CT 扫描及造影检查能帮助鉴别。

4.肝细胞癌　位置较高，位于肝内，引起黄疸可不明显，一般不引起胆管内感染，AFP 升高。既往有肝炎、肝硬化的病史，血清 HBsAg 检查呈阳性，影像学检查可见肝内的占位性病变。

5.胰腺癌、胃癌、直肠癌的肝门区转移　此类疾病均可引起类似肝门部胆管癌的梗阻症状，但较少见，此时有原发病的表现及腹部手术史。

6.硬化性胆管炎　肝门部胆管癌应与硬化性胆管炎相鉴别，组织学检查是最后确定病变性质的手段，但判断困难常导致误诊。

7.良性胆管狭窄　一般有胆管手术史，无肿瘤标志物的升高。无胆管出血史，边缘较整齐，综合影像学检查结果可明确诊断。

8.壶腹部癌　通过胃肠 X 线片及纤维十二指肠镜检查可以鉴别。

9.胰头癌　多数患者有持续性的背痛，超声、CT、上消化道钡餐造影、血管造影等检查要明确诊断。

二、治疗

1.手术治疗　是主要的治疗手段。

（1）根治性切除

①上段胆管癌：可以在切除肿瘤后行胆肠吻合术，手术切除范围包括十二指肠上方的肝外胆管、胆囊管、胆囊、肿瘤和近端部分左右肝管，以及肝十二指肠韧带内的淋巴结和脂肪。癌肿位置较高者，还须要切除肝门部的部分肝脏。

②中段癌：早期者可以行肿瘤切除加胆管空肠吻合术。胆管切缘至少距离肿瘤边缘 1cm。

③下段癌：须行胰十二指肠切除术。

（2）扩大根治术：除切除胆管癌外，还包括切除其他脏器，如右三叶肝、胰十二指肠、全胰腺切除、肝动脉和（或）静脉的切除吻合或血管移植，但手术的并发症和病死率较高。适用于能根治切除，但有区域淋巴结侵犯转移、无远处转移的胆管癌。

（3）减黄手术：为解除胆管梗阻，可行各种肝管空肠吻合术，如切除部分肝的Longmire 手术或圆韧带入路的左肝管-空肠吻合术，U 管引流术；中下段癌可行肝总管空肠吻合术。

（4）胃空肠吻合术：胆管癌可侵犯或压迫十二指肠，造成消化道梗阻，可行胃空肠吻合术恢复消化道通畅。

2.非手术治疗

（1）非手术方法胆管减压引流：常用方法有 PTCD 和经内镜鼻胆管引流术。内引流生活质量较高。

（2）放射治疗、化疗：单用化疗药物和单用外照射放射治疗均难以控制肿瘤的生长，不能显著增加生存期或提高生活质量。但是单一外照射对切除术后和进展期患者的疼痛和控制出血有一定的效果，局部放疗联合外照射有一定的效果。

（3）光动力治疗：光敏剂激活产生的单线态氧具有细胞毒性，可破坏肿瘤细胞和新生的血管细胞，导致肿瘤血栓形成。

（4）生物治疗等。

三、病情观察

（1）观察血常规、肝功能、超声及 CT 等检查。

（2）是否有黄疸及发热。

（3）术后注意观察引流物的性状，引流物是否呈血性，是否有胆汁。

（4）术后观察患者是否有腹胀及患者肠道通气情况。

（5）观察切口恢复情况。

四、病历记录

（1）记录对患者的诊疗计划及对患者治疗的反应。

（2）重视记录，比如术后的主诉，记录医务人员的相应处理及患者对治疗的反应。

（3）三级医师查房要及时记录。

（4）记录医患沟通的情况。

五、注意事项

1.医患沟通

（1）胆管癌患者一般在有症状前身体较为健康，一旦发病，预后很差，患者及其家属很难以接受，所以一定要与患者做好医患交流，帮助做好患者角色的转变，使其能配合医护人员的治疗。

（2）胆管癌患者多数发现较迟，一经确诊，多是晚期，常失去了手术时机，所以患者对此常较为悲观失望，难以接受现实，不能配合医务人员的治疗，所以我们要稳定患者的情绪，树立战胜疾病、乐观的信念。

（3）胆管癌患者手术大，术后并发症多，所以我们观察患者要较仔细，对于患者任何不适主诉，皆要有所重视，要做出相应的处理。

（4）抢点诊疗全程的医患沟通，无论术前、术中还是术后，重要的检查、患者病情的变化及转归、动态的诊疗计划都要及时与患者沟通，良好的医患沟通室弥补医疗技术不足、减少医患纠纷的重要方法。

2.经验指导

（1）典型的肝门部胆管癌诊断不难，但要注意胆管癌的早期诊断，以免延误病情。

（2）临床上常根据临床表现、实验室检查和超声检查获得初步诊断。肝门部胆管癌是胆管癌最常见类型，要确诊肝门部胆管癌必须联合应用多种影像学检查，对肝门胆管癌患行很少进行诊断性手术，对诊断存在疑问时可进行腹腔镜探查或剖腹探查，术中进行活检，了解是否存在肝内转移和远处转移，进行准确的分期。

（3）胆管癌根治性切除是腹部外科较困难而复杂的手术，加之患者常伴有重度的梗阻性黄疸、营养不良，病程长者，可伴有胆汁性肝硬化，肝功能明显受损，手术的时间往往较长，失血量多，故手术过程中要随时注意患者的整体反应，保持足够的尿量，防止发生低血压。若患者的心血管状况不稳定时，要果断修正手术方案以适应患者的一般状况。

第十二章　胰腺疾病

第一节　急性胰腺炎

急性胰腺炎是普通外科最常见的急腹症之一,由多种原因引起,以胰酶自身消化导致的临床表现为特点,被称为"化学烧伤"的严重疾病。急性胰腺炎在病理学上分为水肿型、出血坏死型胰腺炎,临床上主要使用临床分型,分为轻症急性胰腺炎和重症急性胰腺炎。

一、病因

急性胰腺炎是多种原因导致胰酶在胰腺内被激活后引起胰腺组织自身消化、水肿、出血甚至坏死的炎症反应。常见的诱因主要有以下几种。

1.十二指肠液反流　由于各种原因引起 Water 壶腹部、十二指肠乳头梗阻,都可能导致胆汁逆流至胰管,造成胰腺腺泡破裂,胰酶进入胰腺间质而发生胰腺炎。

2.酒精因素　长期饮酒者,在某次大量饮酒和暴食的情况下,促使胰酶大量分泌,导致胰管内压力骤然升高,胰腺腺泡破裂,胰酶进入胰腺间质,诱发急性胰腺炎。

3.血管因素　各种因素引发的胰腺小动脉和静脉急性阻塞,使胰腺发生急性血液循环障碍而导致急性胰腺炎发生,甚至出现胰腺缺血坏死。

4.其他因素　胰腺外伤、药物过敏、化疗药物的使用、高钙血症和高脂血症等疾病可以引发急性胰腺炎。

二、病理

临床病理常把急性胰腺炎分为水肿型和出血坏死型两种,水肿型急性胰腺炎在病理上的主要表现为胰腺肿大、渗出,临床会表现出明显胰腺投影部位的疼痛。镜下主要是细胞的间质水肿和炎症反应。出血坏死型急性胰腺炎则是在胰腺明显肿胀的基础上,出现出血和组织变黑,甚至大面积坏死。镜下表现为组织间出血,以及组织细胞坏死。

三、临床表现

1.一般症状

（1）腹痛：是最早出现的症状，往往在暴饮暴食后突然发生，疼痛位于上腹正中或偏左，似刀割样，进行性加重，疼痛向背部、肋部放射。重症急性胰腺炎发病后很短时间内即扩展至全腹痛、腹膜炎，急剧腹胀，甚至出现休克表现。

（2）恶心、呕吐：发病早期呕吐频繁，随着病情进展，很快出现肠麻痹。

（3）黄疸：多为梗阻性黄疸，胆源性胰腺炎多见。

（4）体温升高：在急性胰腺炎早期出现细胞因子相关的应激反应的炎性渗出，2～3d后胰腺周围合并细菌感染等原因，都可出现不同程度的体温升高。轻症急性胰腺炎，一般体温在39℃以内，3～5d即可下降。而重症急性胰腺炎体温则常在39～40℃，往往是由于合并感染所致，常出现谵妄，持续数周不退，并出现毒血症的表现。

2.体征

（1）脱水：急性胰腺炎的脱水主要因肠麻痹、呕吐所致，以及腹腔炎症的大量渗出会在较短时间内出现严重的脱水及电解质紊乱，甚至出现少尿或无尿。

（2）腹胀、腹部压痛：轻症急性胰腺炎一般仅有腹痛，可伴有轻度腹胀，多在上腹正中偏左有压痛，无腹膜炎表现。重症急性胰腺炎会出现局限性或全腹的腹膜刺激征，压痛、反跳痛、全腹肌紧张，肠胀气明显，肠鸣音减弱，并可有大量炎性腹水，移动性浊音阳性，少数患者会因胆道结石或肿大的胰头压迫胆总管出现黄疸。

（3）皮肤青紫色斑：胰液以至坏死溶解的组织沿组织间隙到达皮下，并溶解皮下脂肪，而使毛细血管破裂出血，局部皮肤呈青紫色，常在腰部、前下腹壁（Grey-Turner征）或脐周（Cullen征）出现。

（4）休克：轻症急性胰腺炎一般无休克表现，重症急性胰腺炎会表现出心动过速、血压下降，进入休克状态。

（5）多脏器功能衰竭：由于急性胰腺炎在左上腹表现严重，重症急性胰腺炎使腹腔炎症渗出液积聚，双侧或仅左侧胸腔反应性积液，甚至引起同侧的肺不张，表现出一般性呼吸困难。当患者呼吸困难、血氧分压持续下降，要警惕急性呼吸衰竭的出现。另外，急性肾衰竭、心力衰竭、消化道出血、胰性脑病、败血症及真菌感染、高血糖等并发症并不鲜见。

（6）神志改变：重症急性胰腺炎可并发胰性脑病，表现为反应迟钝、谵妄，甚至昏迷。

（7）消化道出血：重症急性胰腺炎可并发呕血或便血。上消化道出血多由于急性胃黏膜病变或胃黏膜下多发性脓肿所致，下消化道出血多为胰腺坏死穿透横结肠所致。

（8）腹部包块：大量的坏死组织积聚于小网膜囊内，在上腹可以看到一界限不清的隆起性包块，有压痛。

（9）胰腺脓肿：常于起病 2～3 周后出现。此时患者高热伴中毒症状，腹痛加重，可扪及上腹部包块，白细胞计数明显升高。穿刺液为脓性，培养有细菌生长。

（10）胰腺假性囊肿：多在起病 3～4 周后形成。体检常可扪及上腹部包块，大的囊肿可压迫邻近组织产生相应的压迫症状。

四、实验室检查

1.血常规　多有白细胞计数增多及中性粒细胞核左移。

2.血清及尿淀粉酶测定　是诊断急性胰腺炎的主要实验室检查。血淀粉酶在发病 2h 后开始升高，24h 达到高峰，持续 4～5d 后开始下降。尿淀粉酶一般在急性胰腺炎发作 24h 后开始上升，持续 1～2 周，缓慢下降。血、尿淀粉酶超过正常值 3 倍为确诊依据。

3.血清脂肪酶测定　血清脂肪酶常在起病后 24～72h 开始升高，持续 7～10d，对病后就诊较晚的急性胰腺炎患者有诊断价值，且特异性较高。

4.淀粉酶内生肌酐清除率比值　急性胰腺炎时可能由于血管活性物质增加，使肾小球的通透性增加，对淀粉酶清除增加而对肌酐清除未变。

5.血清正铁白蛋白　当腹腔内出血时红细胞破坏释放血红素，经脂肪酸和弹力蛋白酶作用能变为正铁血红素，后者与白蛋白结合成正铁白蛋白，重症急性胰腺炎起病时常为阳性。

6.血生化检查

（1）血糖：早期会出现反应性升高，多为暂时性。持久的空腹血糖高于 11.0mmol/L 反映胰腺坏死，提示预后不好。

（2）血钙：血钙的降低一般在发病第 2～3d 以后，与脂肪坏死和脂肪皂化有关，低于 2.0mmol/L 提示病情严重。

（3）动脉血气分析：对重症急性胰腺炎是极为重要的指标，且需动态观察。当 PaO_2 下降至 60mmHg 以下时，提示患者处于急性呼吸窘迫综合征（ARDS）状态。

五、影像学诊断

1.腹部 B 超　　应作为常规初筛检查,轻症急性胰腺炎时可见胰腺肿大,边缘模糊,胰内回声均匀;对胆囊和胆道结石的了解更为重要,但因腹胀的干扰而影响准确性;后期对脓肿及假性囊肿有诊断意义。

2.CT　　是诊断重症急性胰腺炎的重要手段,准确率可达 70%～80%,无论是对急性胰腺炎的诊断、严重程度和附近器官受累情况的判断,都是最有效的检查。轻症急性胰腺炎表现为胰腺弥漫性肿大、密度不均、边界模糊,伴有胰腺周围渗出。重症急性胰腺炎时在肿大的胰腺内有低密度区,常伴有胰腺外坏死。

3.MRI　　对鉴别胰腺坏死液化、胰腺周围脓肿和假性囊肿更有意义。MRCP还可以观察胆管和胰管的情况。

六、临床诊断

轻症急性胰腺炎主要是急性胰腺炎的一般症状、体征和生化改变。重症急性胰腺炎要有脏器功能障碍,或出现胰腺坏死、假性囊肿、胰腺脓肿等局部并发症,APACHE Ⅱ 评分≥8 分。

七、鉴别诊断

常常需要与以下疾病鉴别:消化性溃疡急性穿孔、急性胆囊炎、急性肠梗阻、急性心肌梗死、肠系膜血管栓塞。

八、治疗

1.非手术治疗　　既针对轻症急性胰腺炎,又是重症急性胰腺炎的基础治疗。轻症急性胰腺炎的治疗原则是:胰腺休息,减少胰液分泌,防止感染。

(1)禁食水、胃肠减压:补充水、电解质,纠正酸碱平衡失调。

(2)抑制胰液分泌和抗胰酶治疗:生长抑素可以减少胰液的分泌,加贝酯(FOY)是人工合成胰酶抑制剂,对多种胰酶有抑制作用。

(3)镇痛和解痉:要慎用哌替啶类药物,因其可使 Oddi 括约肌痉挛,可单独或与哌替啶类联合使用阿托品和山莨菪碱类药物解痉和镇痛。

(4)支持治疗:按生理需要给予液体和离子的输入,必要的营养支持治疗。

(5)预防感染:选用透过血胰屏障的药物,如头孢他定、头孢噻肟、喹诺酮类的环丙沙星、氧氟沙星以及甲硝唑等。

轻症急性胰腺炎经上述治疗，一般可以治愈，重症急性胰腺炎则要根据脏器功能障碍、感染、局部并发症的情况，采取以下措施。

（6）急性反应期：预防并纠正休克、肺水肿、ARDS、急性肾功能不全等多脏器功能障碍。

（7）全身感染期：针对局部和全身感染选择适当的抗生素，且要考虑到真菌感染的预防和治疗。必要时手术清除坏死病灶，或局部腹腔灌洗引流。

（8）腹膜后残余感染期：确定残余感染灶的部位、大小，以及对全身状态的影响，通过多种穿刺置管技术或扩创术对残余脓腔进行引流。

（9）营养支持：主要是解决重症急性胰腺炎患者处于高代谢状态，蛋白质和热量的需要明显增多、炎性渗出、长期禁食、高热等，患者处于负氮平衡及低蛋白血症，导致严重代谢功能障碍。早期主要是肠外营养，逐渐过渡至肠内营养。进入肠内营养阶段，给予途径多选择鼻空肠管或经皮空肠造口。

2.手术治疗　急性胆源性胰腺炎的治疗如下。

（1）不伴有胆道梗阻或急性胆管炎时，仍以非手术治疗为主，待患者基本恢复后再选择适当方式，切除胆囊、取出胆管结石。

（2）伴有胆道梗阻或急性胆管炎时，应尽早解除胆道梗阻，取出结石，方法包括传统手术、经 ERCP 方式切开 Oddi 括约肌取石、引流。

（3）局部并发症的治疗：急性期尽量不处理急性积液；胰周坏死合并感染需要手术清除；假性囊肿经过 3～6 个月仍不消失，需做囊肿内引流手术；经 CT 证实有胰腺脓肿，需要立即手术引流。

第二节　慢性胰腺炎

慢性胰腺炎是多种原因引起的以胰腺纤维化、腺泡萎缩、胰管变形、纤维化及钙化为病理特点，临床以腹痛、消瘦、腹泻及营养不良、糖尿病等胰腺外分泌功能不全的症候为主要表现，严重时伴有内分泌功能障碍的不可逆性疾病。典型慢性胰腺炎在我国较为少见，早期诊断困难，但近些年有增多的趋势。

一、病因

胆道疾病和慢性酒精中毒是其主要原因，少数患者可能和既往患过重症急性胰腺炎有关。其他还有胰腺创伤、遗传因素与慢性胰腺炎的发生有一定关系。由多种原因引起胰腺组织内节段性、渐进性炎症或弥漫性不可逆的纤维化性病变，常伴有胰管狭窄或扩张,胰管结石或钙化。伴有外分泌或内分泌功能减退。

二、病理

大量纤维组织增生取代了正常胰腺组织,早期损害外分泌系统腺泡、腺管,后期逐渐累及胰岛,损害内分泌系统。镜下可见小叶结构破坏和纤维组织增生,管壁上皮细胞坏死、增生、狭窄及扩张并存。

三、临床表现

1.症状

(1)腹痛:主要是上腹正中或偏左有持续性隐痛或钝痛,发作时疼痛剧烈,随着病情的进展,成为顽固性疼痛,以夜间痛为著。慢性胰腺炎的疼痛主要有两方面原因,一是慢性炎症引起胰管梗阻的疼痛,多为胀痛;二是慢性炎症对胰周腹腔神经丛的终末神经的侵袭所致,后者是顽固性疼痛能原因。

(2)腹泻、腹胀:慢性胰腺炎的腹泻早期为散便,后成脂肪泻,因不能彻底消化脂肪而导致。消化不良与胰酶的不足和腹腔神经丛受侵袭有关。

(3)消瘦:消化不良致营养吸收障碍,顽固性疼痛致寝食难安都是导致消瘦的原因。

(4)糖尿病:慢性胰腺炎进入后期,胰岛细胞受损,胰岛素合成、分泌下降所导致。

(5)黄疸:部分慢性胰腺炎可形成胰腺肿块,有时很难与胰腺癌区别,特别是胰头部肿块性慢性胰腺炎,可以压迫胆总管,导致胆管梗阻,甚至出现黄疸。

2.体征

(1)上腹压痛:上中腹部或偏左,或偏右有深压痛。

(2)肿块:有时因肿块性胰腺炎局限性增大,可于上腹部触及包块。

(3)黄疸:巩膜、皮肤黄染伴瘙痒,查体可见皮肤有抓痕,尿色加深。

(4)营养不良:严重的慢性胰腺炎患者会有明显消瘦,皮下脂肪消失,甚至贫血、低蛋白血症。

四、实验室检查

1.血、尿淀粉酶检查　早期急性发作时,可以有血和尿淀粉酶升高,后期发作时淀粉酶升高已经不明显。

2.粪便脂肪球检查　显微镜下检查粪便可以发现脂肪球。

3.胰腺功能测定 有胰泌素试验、促胰酶素-胰泌素联合试验、BT-PABA 试验等多种胰腺外分泌功能检测试验,但临床开展较少。最常用的胰腺内分泌功能检测是糖耐量试验。

五、影像学诊断

1.腹部平片 X 线腹部平片可以在胰腺位置看到钙化影或沿胰腺管走行的胰石影。

2.B 超 胰腺回声粗糙,胰管扩张或不均匀扩张,钙化或胰石影,局限性胰腺肿块。

3.CT 和 MRI 能够显示胰腺内胰管的扩张、胰石、钙化等,增强 CT 对肿块性胰腺炎与胰腺癌的鉴别有帮助。MRI 对胰腺内的囊肿以及胰管的显示更加清晰。

4.ERCP 是诊断胰腺疾病最常用的方法,会把慢性胰腺炎胰管的整体情况显示出来,可以看到胰管的全程扩张,串珠样改变,胰石,分支胰管变细、减少。

六、诊断

上腹痛和腹泻的症状,辅助检查有胰腺慢性炎症改变,特别是 B 超、CT 有胰管扩张、胰石或钙化,是确诊慢性胰腺炎的依据。糖尿病和梗阻性黄疸不是所有患者都有,胰腺外分泌功能的检测也不是诊断所必需。

七、鉴别诊断

在非急性发作期主要与消化性溃疡、慢性胃炎、慢性胆道疾病、慢性结肠炎等慢性疾病相鉴别,急性发作期要与常见的急性胆囊炎、急性阑尾炎等鉴别。肿块性慢性胰腺炎术前有时很难与胰腺癌鉴别,术中探查也不能明确,甚至术中的穿刺、活检仍难以鉴别。

八、治疗

慢性胰腺炎的治疗主要是减轻疼痛,改善消化功能,促进胰液引流通畅,防止胰腺内、外分泌功能进一步减退。

1.非手术治疗

(1)戒酒:有饮酒习惯的患者必须戒酒。

(2)饮食控制:避免暴饮暴食,保持低脂肪饮食,要保证充足的蛋白摄入。如有糖尿病,碳水化合物也要限制。

（3）补充胰酶：给予多种胰酶可以缓解消化不良，改善营养状态。

（4）营养支持：对有严重营养不良的患者，可以根据患者情况，适当给予肠外营养。

2.手术治疗　外科手术的目的不是为了治疗慢性胰腺炎本身，主要是缓解由慢性胰腺炎带来的疼痛。

（1）手术适应证

①胰管梗阻，导致梗阻近端胰管扩张。

②胆管末端梗阻，引发梗阻性黄疸。

③Oddi 括约肌狭窄，胰管、胆管均梗阻，胰管和胆管呈全程扩张，扩张的胰管内可有胰石。

④胰管呈串珠样改变，有扩张，有狭窄，扩张部分胰管内可有胰石。

⑤并发了与胰管相通、直径大于 5cm 的囊肿。

⑥因胰头部肿块性胰腺炎导致十二指肠梗阻。

⑦胰腺肿块难以与胰腺癌相鉴别。

⑧非手术治疗无法缓解，且难以忍受的顽固性疼痛。

（2）外科治疗原则

①治疗原发疾病，如并存的胆道疾病。

②解除胰管梗阻。

③解除或缓解疼痛，可以行胰管与消化管的内引流术，还可以行神经切断手术。

（3）手术方式

①解除胆道梗阻的各种术式，根据患者的具体情况选用。

②胰管空肠吻合、胰腺空肠吻合等术式。

③胰腺切除术，根据患者的不同情况，可以切除局部肿块性胰腺炎、胰体尾切除、全胰腺切除等。

④内脏神经破坏性手术。

第三节　胰腺囊性病变

胰腺囊性病变是随着影像学进步而逐步被认识的既有良性病变，又有恶性肿瘤的一组疾病。在诊断上极易混淆、治疗效果也迥然不同。

一、胰腺真性囊肿

胰腺真性囊肿为非肿瘤性病变，分为先天性真性囊肿和潴留性真性囊肿。真性囊肿病理学上最大的特点是囊肿内壁覆着上皮细胞。潴留性真性囊肿多为后天出现，逐渐增大，但一般很难与先天性真性囊肿鉴别。真性囊肿一般不恶变，大多数情况下不需要手术治疗。

二、胰腺假性囊肿

胰腺假性囊肿也是非肿瘤性病变，一般是由急性胰腺炎、胰腺外伤或其他原因导致胰管破裂，胰液外溢，其周围由邻近脏器形成炎性包裹而形成的囊肿。囊肿没有自己的真性囊壁，只有由纤维结缔组织构成的假性囊壁。囊肿一般在 1～2 周形成，1～6 个月成熟。胰腺假性囊肿与真性囊肿在病理学上根本的区别是囊肿内壁没有内皮覆盖。较小的假性囊肿一般不需要手术治疗，较大的囊肿在成熟后仍未被吸收，可以手术治疗，特别是因囊肿巨大，患者有周围脏器的压迫症状时应该手术治疗。手术不是为了切除囊肿，而是行囊肿与消化管道之间的内引流，多为囊肿空肠吻合术、囊肿胃吻合术，首选前者。当囊肿合并感染，全身中毒严重时，应行囊肿外引流术，待患者情况好转，再视囊肿的情况决定是否手术治疗。胰腺假性囊肿形成外引流后，部分囊肿可以自行消失，外瘘管愈合；仍有部分患者最后需要通过囊肿瘘管与消化管的吻合术治愈。

三、胰腺囊性肿瘤

胰腺囊性肿瘤分为浆液性囊腺瘤、黏液性囊腺瘤和黏液性囊腺癌。浆液性囊腺瘤是最多见的胰腺囊性肿瘤，发生于腺泡细胞，囊液清亮透明、稀薄，内壁由扁平细胞和立方上皮细胞覆盖，一般不恶变。黏液性囊腺瘤女性多见，囊肿多为多腔囊肿，囊壁上伴有乳头状突起，上皮细胞是柱状细胞和杯状细胞，可以恶变为囊腺癌。黏液性囊腺癌亦为女性多见，起源于大导管上皮细胞，为多房性囊肿，囊壁上乳头明显，内有大量黏液。

第四节　胰腺癌

胰腺癌在消化系统的恶性肿瘤中属于低发病率肿瘤。20 世纪 70 年代，上海市的发病率为 8/10 万。随着国人的生活方式和习惯的改变，胰腺癌在中国的发病率逐渐增高,目前约 10/10 万。现代科技进步为临床医学带来了许多新的诊断和治疗技术,但近 20 年来胰腺癌的早期诊断和根治性治疗水平提高不明显,胰腺癌早期诊断困难、切除率低、预后差的问题没有得到有效解决,根治性手术后 5 年生存率仍在 5%～8% 这样的低水平徘徊。

一、病因

胰腺癌病因尚不明确,可能与嗜酒、吸烟有关,在高蛋白和高脂肪饮食摄入人群发病率高,另外,与 N-亚硝基甲烷、β-萘酚胺长期接触人群和慢性胰腺炎患者较一般人群高发。

二、病理

胰腺癌多发生于胰头部,占 65%～75%,胰体尾癌占 20%～30%,全胰癌占 5%。源于胰腺导管细胞的导管腺癌占 90% 以上,腺泡细胞癌少见,还有少数黏液囊腺癌等病理类型。胰腺癌由于生长较快,极易侵袭胰腺血管、淋巴管,以及胰周神经,往往早期就发生转移。

三、临床表现

胰腺癌早期无特殊临床表现,有时仅有上腹不适、饱胀或消化不良,与常见的胃肠、肝胆疾病的症状难以区别。出现明显症状时往往属于中晚期癌。

1.上腹饱胀不适、隐痛 为胰腺癌的早期症状,症状的出现和胰管堵塞、胰管内高压有关,中晚期胰腺癌时可出现更加明显的腹痛,甚至向肩背部、腰胁部放射。胰体尾癌出现腹痛症状更晚,腹痛位置在左上腹。晚期胰腺癌往往有顽固性腹痛以及腰背部痛,夜间痛更加明显。

2.消化道症状 胰腺癌没有特殊的消化道症状,虽然胰腺癌早期有食欲减退、上腹饱胀不适、消化不良,这些症状有时并不是持续的,往往不能引起患者甚至医生的注意。当胰头癌侵及十二指肠第二、三段,或胰体尾癌侵袭第三段时,患者可以有呕血或黑便,还可以引起十二指肠梗阻、消化道高位梗阻的表现。

3.黄疸 胰头癌侵袭胆总管导致胆管梗阻,患者可以表现出黄疸,常伴皮肤瘙痒。胆管完全梗阻时患者可有陶土样大便。黄疸是胰头癌患者最主要的症状和体征。无痛性黄疸为胰头癌的常见症状。胰体尾癌一般不出现黄疸。

4.消瘦乏力 是胰腺癌的主要且常见表现,主要是因食欲下降,胰腺癌晚期常伴有恶病质。

胰腺癌患者可有发热、急性胰腺炎的症状、糖尿病的症状、贫血和低蛋白血症等。晚期胰腺癌可出现腹水、上腹部包块、左锁骨上淋巴结肿大。

四、实验室检查

1.常规检验 包括血清和尿淀粉酶、血糖、胆红素、谷丙转氨酶、转肽酶、血红蛋白和尿常规等检查是必要的。以直接胆红素升高为特征的血总胆红素升高是诊断梗阻性黄疸的重要依据。在梗阻性黄疸的基础上,多项转氨酶升高是反映胆道梗阻和肝细胞破坏的指标。

2.免疫学检查 常用的有癌胚抗原(CEA)、胰腺癌胚抗原(POA)、CA19-9等肿瘤标志物的测定,辅助胰腺癌的诊断。CEA对消化系统恶性肿瘤特异性较高,CA19-9则对胰腺癌和胆道系统恶性肿瘤具有较好的特异性。除CA19-9外,还有CA50、Span-1、Dupan-2、POA、CEA等对胰腺癌也有一定的意义。如CEA、CA19-9是术前升高且切除术后又下降的标志物,可以作为术后随访和判断肿瘤复发的重要指标。

3.癌基因检测 K-ras基因在胰腺癌中的表达率极高,其基因突变点位于第12密码子,其他胰腺疾病极少表达,在临床上对胰腺癌的诊断和术后的随访很有意义。

五、影像学检查

1.B超 是诊断胰腺癌的首选影像学方法,由于其便携、廉价、实用的特点常在肿瘤普查中作为筛查的首选方法。B超检查可以发现2cm以上的肿瘤,对3cm左右的胰癌阳性率可达80%。可以在胰头部或体尾部发现低回声实质性占位性病变,胰腺外形不规则,胰管扩张、胆管[肝内和(或)肝外]扩张,胆囊肿大以及肝内转移灶等。

2.超声内镜检查 内镜顶端的超声探头紧贴胃后壁对胰腺做全面检查,不受气体干扰,可清晰地显示胰腺结构,大大提高了胰腺癌的诊断率,可以发现胰头和胆总管周围淋巴结,可以作为肿瘤术前分期的重要参考。对壶腹周围癌的鉴别更有意义。

3.CT CT扫描可以显示胰腺肿瘤的正确位置、大小及其与周围血管的关系,并能发现直径约1cm的肿瘤,若能增强扫描,会使平扫难以确定的病灶显示得更加清楚,在增强的胰实质内可见到低密度、不规则的病灶。CT已成为诊断胰腺癌的主要方法,准确率可达90%以上。

4.MRI 可显示胰腺轮廓异常,可以判断早期局部侵犯的转移,对诊断胰腺癌,尤其对局限在胰腺内的小胰癌以及有无胰周扩散和血管侵袭方面,MRI优于CT扫描,可用于术前评估。MRCP对术前观察胆管和胰管的整体情况亦有意义。

5.ERCP 对胰腺癌的诊断具有较高的特异性。除显示主胰管狭窄,充盈缺损和闭塞外,还可以清晰地观察到胰管狭窄的形态改变,可检出肿瘤小于2cm的病变,是诊断小胰癌的有效方法。

6.选择性血管造影(SAG) SAG是一种损伤检查,应用不是很广,能够诊断出1cm左右的肿瘤,能显示胰腺周围血管的形态,常常被用于判断肿瘤与血管的关系。如发现动脉不规则狭窄、闭塞,并可根据异常的血管区域推测肿瘤的大小,以及手术是否能够根治。根据SAG所见判断肿瘤手术的可能性和选择手术方式。

六、诊断

由于胰腺癌早期没有明显症状,大部分进展期胰腺癌的临床症状和体征又不具有特征性,因此,胰腺癌的诊断主要依靠影像学检查。而对近期有上腹不适或隐痛、食欲减退、消瘦乏力等症状,应当进一步检查。无痛性黄疸是胰头癌的主要表现,B超、CT、MRI等影像学检查发现胰头部占位性病变以及胆总管扩张,基本可以明确诊断胰头癌。实验室检查CA19-9的升高,特别是3倍于正常上限的升高,对诊断胰腺癌有重要的参考意义。胰体尾癌往往以左上腹发现巨大包块为首发症状,影像学检查是重要依据。对于胰腺癌是否有区域淋巴结转移,是否有远隔转移,有赖于B超、CT、MRI、PET-CT的检查。

七、鉴别诊断

胰腺癌的2/3以上是胰头癌,胰头癌最主要的症状和体征是梗阻性黄疸,梗阻性黄疸是由于胰头癌侵袭末端胆管,胆管狭窄,胆道内压力升高,胆红素进入血液所致,胆管梗阻是引起梗阻性黄疸的直接因素。可能引起胆管梗阻的疾病除胰头癌外,还有胆总管结石、胆管癌、壶腹癌、十二指肠乳头周围黏膜癌。因此,当患者出现梗阻性黄疸时,需要与这五种疾病中进行鉴别(表12-1)。

表 12-1　五种疾病所致黄疸的病因鉴别

	腹痛	便潜血	发热	黄疸	检查所见
胆管结石	绞痛	阴性	有,高热	波动	B超:强回声伴声影
胆管癌	隐痛	阴性	无	持续升高	B超:弱回声

续表

	腹痛	便潜血	发热	黄疸	检查所见
壶腹癌	腹胀、不适	阳性	无	波动中升高	B超:不明确
十二指肠乳头癌	腹胀、不适	阳性	无	波动中升高	十二指肠镜:乳头黏膜病变
胰头癌	腹胀、不适、夜间痛	阴性	无	持续升高	B超:胰头部肿物或不明确

表 12-1 所示并不绝对,胆管癌和胰头癌合并胆道感染时同样可以表现高热;当胰头癌侵袭到十二指肠黏膜时也可以出现便潜血阳性。壶腹癌和十二指肠黏膜癌所以会出现黄疸的波动,主要是肿瘤表面坏死脱落所致,胆管癌并非绝对不会出现黄疸波动。

八、非手术治疗

1.全身化疗　胰腺癌的化疗一般是在手术切除的基础上的辅助化疗,多为联合用药,有 5-FU、吉西他滨、丝裂霉素、紫杉醇等,其中 5-FU 和吉西他滨最为常用。近年来也有在术前开展新辅助化疗的,特别是针对术前判断可能难以达到根治性切除的病例,实施新辅助化疗几个周期,使肿瘤降期,达到切除或根治性切除的目的,可以提高切除率和患者的生存质量。

2.放疗　放疗主要是针对未达到根治性切除的病例,或已经丧失手术机会的病例,可以考虑放疗。放疗对缓解因胰腺癌出现的顽固性疼痛有一定效果,部分病例对缓解病情有意义,但尚不能替代手术治疗。术中放疗是近些年逐渐普及的治疗方式,具有一定的疗效,但远期效果不明显。

3.对症处理　胰腺癌最痛苦的症状是顽固性疼痛,服用药物镇痛,严重时可以使用吗啡类止痛药物。胰头癌可伴有黄疸、转氨酶升高,需要给予保肝治疗,如果后期有手术治疗,要给予维生素 K,矫正因高胆汁血症引发的凝血异常。出现呕吐、饮食困难时应当给予输液和营养,维持内环境稳定。

4.其他治疗　近些年出现的基因治疗、免疫治疗和靶向治疗等对胰腺癌的治疗初步显现效果,但尚不能肯定。

九、手术治疗

1.根治性手术　手术适应证:手术切除仍然是胰腺癌治疗的首选方法,主要适用于:①肿瘤局部没有侵袭大血管;②手术能够达到根治的目的;③患者全身情况能够耐受手术。根治性切除手术是手术治疗最主要的方法,根据癌肿的部位、大小、局部浸润情况,可行根治性胰十二指肠切除术、胰体尾切除术、全胰腺切除术,也有人对部分胰头癌采用保留幽门的胰十二指肠切除术,如果侵袭门静脉或其他主要血管,在确认没有发生远隔转移的前提下,可以行合并大血管切除手术。如果患者术前 CA19-9 增高明显,还可以作为术后的随访指标。

2.姑息性手术 姑息性手术主要分为解除十二指肠梗阻、解决梗阻性黄疸两类手术。当胰腺癌侵袭到十二指肠,导致十二指肠梗阻时,可以行空肠十二指肠吻合术,或胃空肠吻合术,以解决饮食问题。胰头癌引起胆总管下段梗阻时,可以选择经十二指肠镜的 ENBD 或 ERBD,如果胆囊胀大,也可以行胆囊空肠吻合术,缓解胆道梗阻。

第五节 胰腺内分泌肿瘤

与外分泌系统肿瘤相比,内分泌肿瘤要少得多。内分泌系统主要由胰岛构成,胰岛有多种细胞组成,由这些细胞发生的肿瘤既为内分泌肿瘤。内分泌肿瘤中有胰岛素瘤、胃泌素瘤、胰高血糖素瘤、血管紧张素瘤等,其中胰岛素瘤最多见,其次是胃泌素瘤。内分泌肿瘤又根据是否分泌激素而分为两大类,一类是有分泌激素的功能,根据其分泌的激素命名;还有一类是血清激素正常、无临床症状的肿瘤,称为无功能胰岛细胞瘤。内分泌肿瘤的诊断分为定性诊断和定位诊断。

一、胰岛素瘤

1.临床表现 胰岛素瘤来源于胰岛 β 细胞,占胰岛细胞瘤的 70% 以上,肿瘤直径一般是 1~2cm,多为单发,也有多发。主要症状是低血糖综合征,表现为心慌、大汗、饥饿感,严重时可以发生癫痫或昏迷,进食或服糖水后症状可以缓解。常年、反复多次发作,患者的脑细胞会发生缺氧,损伤脑细胞导致中枢神经永久性损伤,患者可以表现为精神症状。

2.诊断

(1)定性诊断:患者表现出典型的 Whipple 三联症是诊断的重要依据:①空腹时低血糖症状发作;②空腹或发作时血糖低于 2.8mmol/L(50mg/dl);③进食或静脉推注葡萄糖可迅速缓解症状。如同时测定血胰岛素更具有诊断意义,空腹或症状发作时免疫活性胰岛素(IRI)和血糖(G)的比值,IRI/G>0.3,具有较明确的诊断意义,如 IRI/G 在 0.3 左右,尚需进一步检查。但仅仅是低血糖,而不伴有高胰岛素,或仅仅有高胰岛素,不伴有低血糖症状是不能诊断胰岛素瘤的。

　　(2)定位诊断：①非侵入性检查有 B 超、CT、MRI 等，一般对直径＞2cm 的肿瘤阳性率较高，多排螺旋 CT 增强扫描可以发现＜2cm，甚至＜1cm 的肿瘤，定位准确。放射性核素标记生长抑素对胰岛素瘤的诊断阳性率在 50％左右。术中超声对不能确定肿瘤位置时极为必要。②侵入性检查的适应证范围很小，主要是针对有低血糖症状发作，一般的检验指标显示可疑、影像学诊断又不能提供证据的情况。选择性动脉造影可疑发现肿瘤充盈染色、血管扭曲增多；动脉刺激静脉取血试验（ASVS），是通过选择性动脉插管至脾动脉、胃十二指肠动脉、肠系膜上动脉等部位，分别注入葡萄糖酸钙后，立即经脾静脉分段取血，测定其峰值，进行胰岛素瘤定位。

　　3.手术治疗　一旦确诊，尽早手术。常用术式有肿瘤摘除、局部切除、胰体尾切除。手术的目的是为了摘除胰岛素瘤，但术中应注意以下几个问题。①不能满足于一个肿瘤的摘除，摘除一个肿瘤后，一定要动态检测血糖的变化，如血糖仍不回升，要警惕为多发肿瘤。②术中动态血糖检测，首先要于手术日晨采空腹血糖，术中切除肿瘤前再采。这两次血测出的血糖为基础值，在切除肿瘤后 30min、45min、60min，甚至更长时间采血，术中速测血糖，如血糖升至基础值的 1 倍以上，或上升到 5.6mmol/L（100mg/dl），则认为肿瘤切除完全。③极少数情况下，没有瘤体存在，属于胰岛增生，为弥漫性。经术前 ASVS 检查可以提示胰岛增生，需要术中切除部分胰腺，送术中病理检查，一旦确诊为"胰岛增生"，一般需要切除80％～90％的胰腺方可缓解低血糖症状。如术前没有行 ASVS 检查，不应盲目切除胰腺，而是经门静脉和脾静脉分段取血后，留存于术后检测胰岛素含量，再关腹。待定位准确后再手术。④恶性胰岛素瘤需要同时切除转移灶。⑤大多数患者术后会出现"反跳性高血糖"现象，持续 1～2 周，一般需要使用胰岛素处理。

二、胃泌素瘤

　　1.临床表现　胃泌素瘤在胰腺内分泌肿瘤中发病率位列第二，仅次于胰岛素瘤。胃泌素瘤源于胰岛的 G 细胞，又称为佐林格-埃利森综合征。与胰岛素瘤不同的是，肿瘤除发生于胰腺外，有近一半的患者是发生在十二指肠，还有胃、空肠等部位。90％以上的患者消化性溃疡的症状，甚至有 60％的患者会发展至出血、穿孔或幽门梗阻，60％以上为恶性。有外科手术治疗溃疡复发的病史。腹泻与溃疡同时存在。因此，如有以下情况，应考虑胃泌素瘤的可能：①溃疡病手术后复发；②溃疡病伴腹泻；③多发性溃疡或十二指肠远端、近端空肠溃疡；④溃疡病伴有高钙血症；⑤有多发性内分泌肿瘤家族史。

2.诊断 胃泌素瘤的定性诊断主要依据临床表现和下列实验室检查,定位诊断方法与胰岛素瘤相似。

(1)胃液分析:胃泌素瘤分泌大量的胃泌素,使胃产生过量的胃酸,基础胃酸(BAO)一般>15mmol/h,即使做了胃大部切除,BAO 也>5mmol/h;BAO 和最高胃酸分泌量(MAO)的差距缩小;夜间胃液量超过 1L、游离酸量超过 100mmol/L,有诊断意义。

(2)血清胃泌素测定:血清胃泌素浓度正常值<200pg/mL,>500pg/mL 可以诊断,如浓度再高,提示可能为恶性,甚至转移。

3.治疗 根据肿瘤所在位置,可采用肿瘤摘除、胰体尾或胰十二指肠切除等手术。如果术前无法确定肿瘤部位,术中也没有找到肿瘤,可以选择切除胃泌素的靶器官,即全胃切除术,可消除症状。

第十三章　脾脏疾病

第一节　脾破裂

脾破裂是最常见的腹部实质性脏器损伤,常造成大出血。单纯脾破裂的死亡率为10％;多发脾破裂死亡率达15％～25％。按损伤原因分为创伤性、医源性和自发性。

一、诊断标准

1.临床表现

(1)穿透伤往往伴有邻近器官损伤,如胃、肠、膈肌、胸膜、肺等。

(2)闭合伤常伴有左下胸肋骨骨折。

(3)医源性损伤多由胃或左半结肠手术中过分牵拉胃脾韧带或脾结肠韧带所致,纤维结肠镜强行通过结肠脾曲,心肺复苏时猛烈的胸外按压和左季肋部穿刺也偶可伤及脾脏。

(4)自发性破裂发生于病理性肿大的脾脏,如肝硬化、疟疾、血吸虫病或造血和淋巴系统恶性疾病时。

2.诊断要点

(1)有开放性或闭合性腹部外伤史或有病理性脾肿大而可能导致自发性脾破裂。

(2)有面色苍白、四肢湿冷、脉搏细速、血压降低等急性内出血或失血性休克表现。

(3)有腹痛、肌紧张等急性腹膜炎的症状和体征。部分闭合性脾破裂患者或自发性脾破裂患者仅有上腹或左上腹胀痛和疼痛,有时在左上腹可触及有压痛的肿块。

(4)开放性脾破裂患者多有左胸或左上腹的伤口。

(5)红细胞计数、血红蛋白进行性下降。

(6)腹腔穿刺抽出不凝血或诊断性腹腔灌洗结果呈阳性。

(7)超声检查可发现脾破裂及腹腔内出血。

(8)腹部 X 线检查可发现左侧膈肌抬高,运动受限。有时可显示肿大、变形、轮廓模糊的脾脏,或脾脏阴影消失。如发现左侧肋骨骨折,对诊断脾破裂也有参考价值。

(9)对于诊断困难的患者,行选择性腹腔动脉造影、脾脏核素扫描、CT 及 MRI 检查可发现脾破裂征象,但不适于大出血、病情危重者。

(10)高度怀疑时行剖腹探查术证实有脾破裂。

(11)根据脾脏损伤程度,分为 5 级(表 13-1)。

表 13-1　脾脏损伤程度分级

分级		伤情
I	血肿	包膜下,不继续扩大,<10%表面积
	破裂	包膜破裂,不出血,深度<1cm
II	血肿	包膜下,不继续扩大,10%~50%表面积;或实质内血肿<5cm
	破裂	包膜破裂,有活动性出血,深度 1~3cm,未累计脾小梁血管
III	血肿	包膜下,继续扩大,或>50%表面积;或包膜下血肿伴破裂活动出血;或实质内血肿>5cm 或继续扩大
	破裂	深度>3cm 或累计脾小梁血管
IV	血肿	实质内血肿破裂伴活动性出血
	破裂	累及脾段或脾门血管,造成>25%脾组织无血供
V	破裂	粉碎性
	血管损伤	脾门血管损伤,脾脏无血供

注:I 级和 II 级的脾损伤若不止一处,应高定一级

二、治疗原则

(1)同时应积极进行补液、输血,尽可能矫正失血性休克,预防性应用广谱抗生素。

(2)无休克或只有容易纠正的一过性休克,影像学检查证实脾脏裂伤比较局限、表浅(I 级及部分 II 级部分损伤),无其他腹腔脏器合并伤者,可不手术。严密观察血压、脉搏、腹部体征、红细胞压积及影像学变化。

(3)观察中如发现继续出血(48h 内需输血>1200ml)或有其他脏器损伤,应立

即中转手术。

（4）不符合非手术治疗条件的病例，应尽快剖腹探查，以防延误。

（5）彻底查明伤情后，尽可能保留脾脏（Ⅲ级及部分Ⅳ级损伤），方法有单纯缝合（可用网膜或人工材料衬垫，以防打结时缝线切割撕裂脾实质）、用可吸收网兜（如聚乙醇酸网）聚拢裂口、部分脾切除（适用于下极或上级损伤）等。

（6）脾脏Ⅴ级损伤即中心部碎裂、脾门撕裂或有大量失活组织、合并空腔脏器破裂致腹腔严重污染、高龄及多发伤情况严重需迅速手术者，应行全脾切除术。

（7）为防止小儿日后发生脾切除术后暴发性感染，可将1/3脾组织切成薄片或小块买入网膜中进行自体移植。成人则无此必要。

（8）脾包膜下血肿和少数脾真性破裂保守治疗稳定后，发生延迟性脾破裂，应立即行脾切除术。

第二节　脾脏脓肿

脾脓肿是一种较少见但致命的疾病，常为全身感染的并发症，多经血行感染。此外，脾中央型破裂、脾梗死、脾动脉结扎或脾动脉栓塞术后均可能继发感染而形成脾脓肿。感染也可从邻近器官侵入。此外，脾功能亢进、粒细胞缺乏症、异常血红蛋白病可能为易感因素。脓肿可为单发或多发。其致病菌常为葡萄球菌、链球菌、肠球菌、大肠埃希菌等。结核杆菌和放线菌也可成为致病菌。免疫抑制的患者可能会出现真菌感染，典型的为假丝酵母菌感染。

一、诊断标准

1.临床表现　脾脓肿的临床表现多不典型，包括腹痛、发热、腹膜炎、胸痛等。明确的左上腹痛比较少见，腹痛的定位常常不明确。少数患者会出现脾肿大。

2.诊断标准

（1）多来自血行感染，临床表现为寒战、高热，左上腹疼痛。

（2）体检可发现触痛、肌紧张，可触及肿大的脾脏。

（3）血白细胞及中性粒细胞计数增多。

（4）X线胸片可见左侧膈肌升高，活动受限，脾阴影增大。

（5）影像学诊断准确率高超声检查显示脾内多发或单发液性暗区，CT检查显示脾内低密度灶，脾动脉造影及放射性核素扫描亦有助于诊断。

二、治疗原则

（1）全身支持：治疗给予充分营养，纠正水及电解质平衡紊乱，高热时给予物理降温，疼痛及呕吐给予对症处理。必要时多次小量输血或血浆。

（2）抗生素治疗：首先选用广谱抗生素及抗厌氧菌抗生素，若有条件行脓液细菌培养或血培养检查，则根据细菌培养及抗生素敏感测试结果选用有效的抗生素。

（3）单发脾脓肿可行超声或 CT 引导下的穿刺引流术。

（4）穿刺引流失败或效果不佳，或多发脾脓肿，及早行包括脓肿在内的脾脏切除术，术后留置左上腹引流；对于脾脏周围粘连严重、行脾切除术困难者，或全身情况差不能耐受者，可行脾脓肿切开引流术。

第三节　脾囊肿

脾囊肿是脾脏组织的瘤样囊性病变；临床上可分为寄生虫性囊肿和非寄生虫性囊肿。中青年多见，非寄生虫性脾囊肿以青少年多见。寄生虫性囊肿以包虫病囊肿最多见。在非寄生虫性脾囊肿中，可分为真性和假性两种。真性囊肿有皮样囊肿、淋巴管囊肿等；假性囊肿可以为损伤后陈旧性血肿或脾梗死后局限性液化形成。寄生虫性与非寄生虫性脾囊肿之比约为 2：1，在非寄生虫性脾囊肿中，真性囊肿与假性囊肿的比例约为 1：4。

一、诊断标准

1.临床表现　小的囊肿可无临床症状，常在体检 B 超时发现，但囊肿块增大压迫和刺激邻近脏器时，才产生器官受压症状，以左上腹不适或隐痛最多见，有时亦可累及脐周或放射至右肩及左腰背部；如果压迫胃肠道，可有腹胀、恶心呕吐或消化不良、便秘等。脾上极囊肿可致膈肌上升，出现咳嗽、呼吸困难、心律失常等症状。多数患者在左上腹或肋下可触及光滑肿物。

2.诊断要点

（1）较大的脾囊肿可表现为脾肿大、左上腹压迫性不适感或消化不良等症状。

（2）左上腹可触及随呼吸而上下移动的圆形肿块。

（3）超声波检查可见脾区内有液性囊性病变。行脾脏核素扫描、CT、MRI 及选择性腹腔动脉造影检查可显示脾脏内边界清晰的占位病变。

（4）假性囊肿及脾包虫囊肿壁钙化时，X 线平片上可显示环行钙化影。

二、治疗原则

（1）小的非寄生虫性囊肿不需要治疗，可定期复查。

（2）大的脾囊肿可根据情况行囊肿摘除术、脾节段切除术或脾切除术。

（3）对于脾脏粘连严重、囊肿合并化脓性感染的个别病例，偶可行脾囊肿切开引流术或袋形手术。

（4）怀疑脾包虫性囊肿时可行囊肿切除术，摘除前应吸尽囊液并以 10％甲醛溶液浸泡囊腔，杀灭头节。注意不要使囊液外漏。囊肿不易分离时应行脾切除术。

第四节　脾脏肿瘤

原发性脾肿瘤较少见，分为良性、原发恶性和转移性肿瘤三类，良性脾肿瘤中血管瘤最常见，淋巴管瘤和错构瘤次之，恶性肿瘤多为肉瘤。

一、诊断标准

1.临床表现　临床表现不典型，病程早期可无任何临床症状，随着病情的发展，可出现有以下表现。

（1）左上腹肿块及其造成的压迫症状。

（2）恶性肿瘤患者常有发热、消瘦、乏力、贫血及远处脏器转移症状。

（3）脾功能亢进。

（4）肿瘤自发性破裂导致的急性腹膜炎及休克症状。

2.诊断要点

（1）小的良性肿瘤可无症状或体征；巨型者表现为脾肿大、左上腹疼痛或不适、肿物压迫引起的消化道症状，左上腹可触及光滑的圆形肿物。

（2）脾脏恶性肿瘤可表现为脾脏迅速增大、质硬、表面凸凹不平，可有压痛，常伴有肿瘤引起的贫血、乏力、消瘦等消耗性症状。

（3）脾动脉瘤破裂者可表现为急腹症及失血性休克。

（4）脾脏转移性肿瘤尚有原发肿瘤的临床表现。

（5）X 线钡餐检查可见胃、结肠等被推压的征象，B 超、CT、MRI、选择性腹腔动脉造影、核素扫描等影像学检查可发现脾脏占位性病变，并可显示脾脏肿物与邻近脏器的关系。

二、治疗原则

(1)脾脏良性肿瘤应行脾切除术。疑为脾血管瘤时严禁行脾脏穿刺活检。

(2)脾脏恶性肿瘤可行脾切除术,并根据病理检查结果辅以放疗或化疗,以及免疫治疗和中医药治疗。

(3)脾脏发生转移性肿瘤者应属疾病晚期,常已失去外科根治手术的机会,可根据原发肿瘤的具体情况予以相应的姑息性治疗。

第五节 游走脾

脾脏脱离正常解剖位置而位于腹腔的其他部位者,称为脾脱垂或异位脾;脾脏既有脱垂又能复位,呈活动或游走状者,称为游走脾。中年以上经产妇产后发病率较高,有文献报道女性发病率可高于男性13倍,儿童期也有发生。

一、诊断标准

1.临床表现 临床表现可因病理变化的不同而有很大差别,但主要取决于脾蒂有无扭转和扭转的程度。患者可以没有明显的症状,或者可出现邻近脏器被牵扯或其脱垂所在周围器官被压迫的症状。如游走脾本身发生扭转则可产生不同的表现。通常如脾周围无粘连而脾活动度大时,患者可无明显的自觉症状,但也可能发觉腹内有能移动的肿物,重者可感左上腹有不适或疼痛,卧床时消失,起立时加重。牵扯症状主要涉及胃部,可有恶心呕吐、胀闷和嗳气等现象。压迫症状则视其被累及器官而异:压迫肠道者可引起急、慢性的机械性梗阻症状;压迫盆腔者可有里急后重,排便不畅或便秘症状;膀胱或子宫受压者可有排尿困难或月经不调等症状。脾蒂扭转的快慢和程度对症状的影响很大:急性扭转多因突然体位变换、外伤、妊娠晚期等诱发,可产生剧烈腹痛并伴恶心、呕吐等消化道症状,甚至出现休克状态。但慢性不完全性扭转可以没有自觉症状,或仅有轻微腹痛。

2.诊断要点

(1)腹部游走性肿块,有时可出现左上腹闷胀不适或隐痛,立位时加重,平卧时消失。

(2)急性脾蒂扭转时可表现为急腹症。

(3)腹部检查可扪及似脾脏外形的肿块,可在较大范围内自由推动,并能复位到正常脾脏的位置。

(4)超声波检查、核素扫描、CT、MRI 或选择性腹腔动脉造影检查都可辅助诊断。

二、治疗原则

(1)无任何症状的患者应向其交代发生蒂扭转及脾梗死的可能,并试行手法复位。在移位脾被还纳回左上腹脾窝后,以腹带稍加压力外固定。这种方法对体态消瘦者可暂时有效,但易复发。

(2)育龄期妇女为防止增大子宫诱发脾破裂或增加脾蒂扭转机会,应积极手术切除脾脏。盆腔部位游走脾亦应切除,以减少并发症可能。

(3)急性脾蒂扭转时,须行急诊脾切除术。

第六节　脾动脉瘤

脾动脉瘤是内脏动脉中最常见的动脉瘤,占腹腔内脏动脉瘤的 50% 以上。尽管其实质上并非肿瘤,但临床上仍主张将其归类于脾脏良性肿瘤。脾动脉瘤发病率较低,不易诊断,故大多未被引起注意,仅仅在手术过程中或病理解剖时才发现。脾动脉瘤虽属少见,但实际发病率要比所知的要高。

一、诊断标准

1.临床表现　脾动脉瘤的症状可为上腹部疼痛、阵发性绞痛、恶心、呕吐、脾大,甚至肠梗阻;约 10% 的病例可触及肿块,6% 有搏动感和猫喘音。然而有多数病例可能不具有明显症状,直到动脉瘤破裂到胃、肠或腹腔以后才通过手术探查得到诊断,未破裂前就有正确诊断的病例不到 10%。破裂后的症状则有上腹部剧痛、左肩部放射痛(Kehr 征)和左肋缘下的腹壁触痛,同时还伴有恶心、呕吐和其他的出血表现。脾动脉瘤还可与门静脉系统形成内瘘,引起腹水、肝脾大等门静脉高压症表现。

2.诊断要点

(1)多发生于妇女,尤其多次妊娠者,多数无症状,部分患者可有左上,腹疼痛,并向左肩胛区放射。

(2)偶可触及左上腹搏动性肿块。

(3)X 线腹部平片:脾动脉瘤起病隐匿,故绝大多数患者是在非针对性的腹部 X 线片检查中偶尔发现患有此疾。典型征象是左上腹曲线样或环形的钙化影。

（4）B超检查：可发现典型的动脉瘤表现，在囊性的暗区内存有血流。彩色Doppler能进一步明确血管内血流速度和是否存有栓塞现象。

（5）CT、MRI：可帮助识别肿瘤与毗邻脏器的关系，为手术提供极大方便。

（6）脾动脉造影：动脉造影仍然是诊断内脏动脉瘤的"金标准"。它可揭示动脉瘤的确切位置，帮助判别是否存有其他动脉瘤。当动脉瘤位于大血管主干时，造影压力和流速应相应减小，以防动脉瘤破裂。

二、治疗原则

（1）脾动脉瘤最理想的治疗方法是在动脉瘤未破裂前行手术切除。有症状、体征，患有该病的孕妇或即将妊娠的妇女，瘤体已破裂等是手术治疗的绝对指征。如瘤体直径≥3cm，由于发生破裂的风险很大，即使没有症状，也应积极手术治疗。对部分直径＜3cm的无症状脾动脉瘤且脾脏不大者可严密随访观察，如有增大趋势，应果断予以切除。

（2）脾动脉瘤的术式取决于动脉瘤的发生部位，如瘤体远离脾门，在脾动脉的起始部，可行单纯瘤体近、远段动脉结扎术或动脉瘤切除、脾动脉重建术，保留脾脏。

（3）如瘤体靠近脾门，则行脾动脉瘤与脾脏切除术。

（4）如动脉瘤位于脾动脉中远段与胰腺及脾静脉关系密切，可单纯绕扎瘤体近、远段动脉，阻断其血供，瘤体不必强行切除。

（5）如瘤体与胰体尾紧密粘连，近、远段动脉结扎亦存在困难，强行分离容易引起大出血，可考虑行动脉瘤连同胰体尾及脾脏的联合切除。

（6）如脾动脉瘤与门静脉间有内瘘，应在阻断瘤体血供后予以切开，修复瘘口后，再切除瘤体。

（7）门静脉高压症并有脾动脉瘤，除了处理动脉瘤外，还需治疗门静脉高压症的并发症，如行门奇静脉断流术、脾肾静脉分流术等。

第七节　脾梗死

引起脾梗死的疾病常为二尖瓣疾病、骨髓增生性疾病、动脉炎、脾动脉瘤、动脉硬化等疾病。当有门静脉高压等导致的脾肿大时，更易出现脾梗死。

脾梗死的病理学变化为贫血性梗死。在脾瘀血时，贫血性梗死病灶周围有出血带。梗死的病灶常为多发，表现为尖端朝向脾门的楔状分布。有时脾梗死还可伴发脾内出血。

一、诊断标准

1.临床表现 可以无临床症状,亦可以引起左上腹痛。小范围的脾梗死可表现为低热、白细胞计数增多而无疼痛症状。范围广泛的脾梗死可突发左上腹疼痛,向左肩放射并伴高热。如果伴有纤维性脾周围炎者,听诊可闻及脾区摩擦音。

2.诊断要点

(1)常继发于镰形红细胞性贫血、慢性粒细胞性白血病、骨髓纤维化、亚急性细菌性心内膜炎、心房纤颤等可引起动脉栓子的疾病。

(2)小范围的脾梗死可表现为低热、白细胞增多而无疼痛症状。范围广泛的脾梗死可突发左上腹疼痛,向左肩放射并伴高热。

(3)伴有纤维性脾周围炎者,听诊可闻及脾区摩擦音。

(4)梗死区坏死后可形成假性囊肿,也可继发脾脓肿。

(5)B超、CT、MRI等影像学检查支持脾梗死的诊断。

二、治疗原则

(1)一般处理:包括吸氧、止痛,静脉注射罂粟碱解除脾痉挛。

(2)溶栓:起病6h内可予尿激酶100万～150万单位静脉滴注,然后采用肝素或华法林抗凝治疗,总疗程2～3个月。

(3)手术治疗:对脾梗死面积较大,并发脾内大出血、脾破裂、失血性休克、脾脓肿者应尽早行脾切除术。

(4)脾梗死一般以保守治疗为主,继发脾脓肿时需行脾切除术。

(5)由镰形红细胞性贫血、骨髓纤维化等引起的脾梗死,由于脾区有严重、持续疼痛,或脾梗死反复发作,亦需行脾切除术。

参考文献

1.陈孝平,易继林.普通外科疾病诊疗指南(第3版).北京:科学出版社,2018.

2.李南林,凌瑞.普通外科诊疗检查技术.北京:科学出版社,2016.

3.赵玉沛,陈孝平.外科学.北京:人民卫生出版社,2015.

4.姜洪池.普通外科疾病临床诊疗思维.北京:人民卫生出版社,2012.

5.张滨.现代普通外科新诊疗.石家庄:河北科学技术出版社,2013.

6.王彬.外科与普通外科诊疗常规.北京:中国医药科技出版社,2013.

7.赵玉沛,姜洪池.普通外科学.北京:人民卫生出版社,2014.

8.邢华.现代临床普通外科学.石家庄:河北科学技术出版社,2013.

9.黄志强.腹部外科学理论与实践(第2版).北京:科学出版社,2011.

10.刘丽.胃肠外科手术高风险患者危险因素干预与预防.中国城乡企业卫生,2016,31(03):96-97.

11.张梦,孟涛,成芳,等.胆囊疾病与大肠癌发生的关联性分析.中华肿瘤防治杂志,2016,23(04):258-261.

12.赵汗青.肝胆胰外科中损伤控制性手术理念的应用观察.现代临床医学,2015,41(01):61+63.

13.戴旭波.探讨胃肠外科吻合技术临床治疗效果分析.中外医学研究,2015,13(09):118-120.

14.方东萍,吴群英,申屠琴芬.腹部外科手术切口感染的相关因素分析及预防对策.中华医院感染学杂志,2014,24(06):1494-1496.

15.李骥,王晓乙,傅德良,等.胰腺囊性病变161例外科诊治分析.中国实用外科杂志,2013,33(06):493-496.